ドラッグストア拡大史

日野眞克
HINO, Masakatsu

イースト新書
129

はじめに

私が、流通専門の月刊誌『販売革新』の編集記者を辞めて、独立したのが一九九七年。この年は、山一證券が経営破綻した年であり、バブル崩壊の真っただ中だった。三〇代で独立し、『月刊マーチャンダイジング（以下、月刊MD）』という流通専門誌を個人で創刊した。

専門誌のいち編集記者であった無名の人間が、新雑誌を創刊しても読者が集まるはずもなく、毎月支払わなければならない印刷費と、減り続ける銀行口座の残高を眺めながら、「会社、一年もつかな……」と悲観的なことばかり考えていた。

ところが、急成長期に突入していたドラッグストアの経営者の何名かが、『月刊MD』という新しい雑誌を気に入って応援してくれ、少しずつ部数が増えていった。

単に業界情報を発信する業界紙・専門誌は山のようにある。足で稼いだ情報を編集し、理論や技術を体系的に整理して主張しなければ、後発の『月刊MD』に価値はないと考えていた。

そこで売上至上主義から、ROA（総資産対経常利益率）という数値が重視されるようになるという時代の変化を感じ、それを体系化した「ROAツリー（収益性を高める体系図）」を、独立して一年目の年末年始に自分で作成したことを覚えている。

意外なことに、多くのドラッグストア経営者が、そのROAツリーを気に入ってくれた。ある社長室の壁に、そのROAツリーが貼られていたこともあった。ドラッグストア企業の収益性が他の業態と比べて高いことに、私も少しは貢献できた自負はある。

つまり、当時の『月刊MD』がドラッグストア経営者に支持されたのは、薬局・薬店の業界紙、専門誌はあったが、ドラッグストアという新しい業態の理論的かつ技術的なバックボーンになる雑誌は、あまり存在していなかったからだと思う。

発行から二四年目に突入した『月刊MD』の歴史は、ドラッグストアの成長の歴史であるといっても過言ではない。この本は、『販売革新』の編集記者時代も含めて三〇年以上にわたって定点観測してきた、ドラッグストア急成長の物語を整理することを目的に執筆した。

私が二〇代のころに小売業の王様だった「ダイエー」「マイカル」「西友」などは、独立した一九九七年から数年のうちに相次いで経営破綻した。「こんな巨大な企業が倒産することなどありえない」と思っていた小売業の経営破綻は、まさかの出来事だった。

そして、小売業の主役が交代するかのように、この本の主役であるドラッグストアの奇跡的ともいえる成長が始まった。私が目撃してきたドラッグストアの三〇年程度の成長史にも、何度かの「ゲームチェンジ」が起こっている。初期のドラッグストア企業が、現在の巨大企業になったのではなく、むしろ後発のドラッグストア企業のほうが、大きな成長を遂げている。

たとえば、私が独立する二年前の一九九五年には、「マツモトキヨシ」がドラッグストアでは初めて年商一〇〇〇億円を突破し、圧倒的トッププランナーだった。一方、現在ではドラッグストアで売上高トップの「ウエルシアＨＤ」はその当時、数店舗しか運営していない。それだけでも、この三〇年弱で驚くべきゲームチェンジが起こったことがわかる。

本書では、ドラッグストアの「成功物語」だけではなくて、数多くの「失敗の教訓」も、『月刊ＭＤ』で取材した具体的な事例やエピソードを織り交ぜながら執筆した。編集記者とは思えないくらい人見知りなので、やや偏っているかもしれないが、その時代にもっとも輝いていたと思われる事例を、できるだけ客観的に紹介するよう心掛けた。また、ドラッグストア関係者ではないビジネスマンや学生の読者にも、わかりやすいよう執筆したつもりだ。

私は、次の一〇年も必ずゲームチェンジが起こると思っている。ダーウィンの進化論のように、今現在の大企業が生き残るのではなくて、変化に対応できた企業だけが次の時代の生存を許されるのだ。

次の一〇年の変化に対応するためにも、過去の歴史を整理することには価値がある。「愚者は経験に学び、賢者は歴史に学ぶ」という格言があるように、歴史を学ぶことは未来の判断を間違えないためにも必要なことだろう。歴史は必ず繰り返すからだ。

「ワントピック完結」型の雑誌記事に慣れていた私に、編集部の木下衛氏からは貴重なアドバイスをいただき、執筆を後押ししてもらった。ここに感謝の意を表したい。

ドラッグストア拡大史　目次

二　アメリカと日本のドラッグストア

二　第二次ドラッグストア成長期（九〇年代半ば〜〇〇年代末）

二　「食品」販売の主役にまで躍り出る

第四章　ドラッグストアの未来戦略　191

マツモトキヨシグループ

子会社／資本提携
業務提携

マツモトキヨシHD
事業会社
- マツモトキヨシ
- マツモトキヨシ東日本販売
- マツモトキヨシ九州販売
- マツモトキヨシ中四国販売
- マツモトキヨシ甲信越販売
（2020年4月示野薬局を吸収合併）
- ぱぱす
- マツモトキヨシファーマシー

業務提携
ローソン

FC契約
- 明治堂薬品
- ヤスイ
- イズミ
- サンエー
- オークワ
- 遠鉄ストア
- 京成ストア
- 京王ストア
- キョーエイ
- JALしまね
- フード三国
- いない
- スーパーバリュー
- 京急ハウツ
- ベスト電器
- A&S髙島屋デューティーフリー
- 東京シティエアターミナル
- 東急ステーションリテールサービス

業務提携
パローHD
中部薬品

（2021年10月
経営統合予定）

ココカラファイン

業務提携
エイチ・ツー・
オーリテイリング

共同仕入れ WINドラッグ
- トモズ
- ヤマザワ薬品
- コクミン
- ミネ医薬品
- 龍生堂本店
- 同仁堂

富士薬品グループ（セイムス）

子会社／資本提携
業務提携

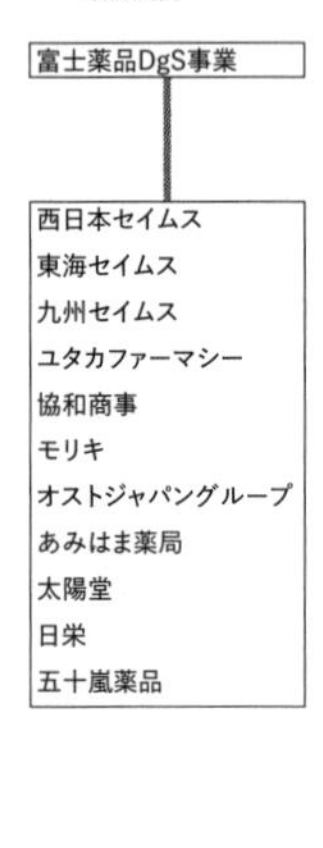

サンドラッググループ

子会社／資本提携
業務提携

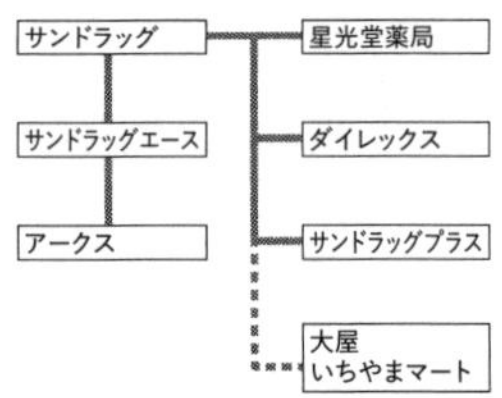

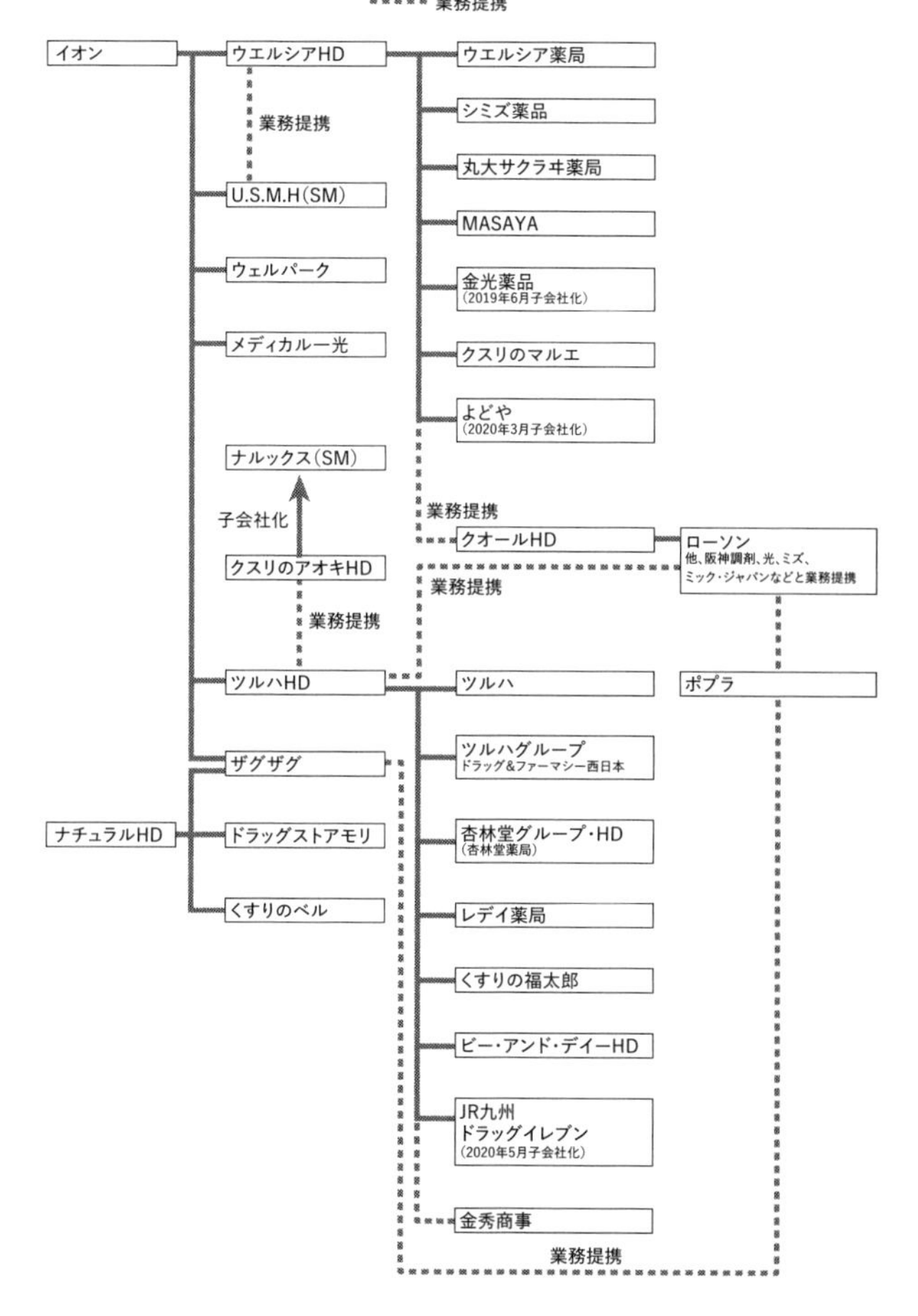

主なDg.Sグループ相関図(2020年時点)

第一章 薬局からドラッグストア・チェーンへの転換

一　昭和時代には薬局・薬店にすぎなかった

日本で最後に登場、成長した小売業態

日本のドラッグストア（以下、Dg.Sと表記）の市場規模は約七兆六八五九億円（二〇一九年度。日本チェーンドラッグストア協会調べ）。株式を上場している一四社のDg.Sの二〇二〇年決算の総売上高は約五兆九〇〇〇億円で、Dg.S市場の約七六％を占めている。Dg.Sの店舗数は全国二万店を突破し、コンビニの五万八〇〇〇店（二〇一八年）に次いで店舗数の多い業態である。

Dg.Sが急成長した時期は、総合スーパー、スーパーマーケット、ホームセンター、コンビニよりも遅く、日本社会の右肩上がりの高度経済成長が終わった一九九〇年代の前期から中期にかけて、成長が始まっている。

とくに平成後期の一〇年間の成長率はすさまじく、一〇年間で市場規模が二倍強も拡大

企業名	売上高	店舗数	企業名	売上高	店舗数
ウエルシアHD	868,280	2012	中部薬品(V・ドラッグ)	138,358	416
ツルハHD	841,036	2176	キリン堂HD	133,279	371
コスモス薬品	684,403	1058	Genky DrugStores	123,603	298
サンドラッグ	617,769	1168	ダイコク	122,200	126
マツモトキヨシHD	590,593	1717	薬王堂	102,017	297
スギHD	541,954	1287	サツドラHD	89,304	210
ココカラファイン	403,875	1345	エバーグリーン廣甚	78,000	36
富士薬品グループ(セイムス)	386,030	1357	セキ薬品	76,850	237
クリエイトSD HD	319,588	664	トモズ	75,000	165
クスリのアオキHD	300,173	630	ザクザク	73,500	157
カワチ薬品	270,313	339	コクミン	63,000	190
ドラッグストアモリ	153,000	288	スギヤマ薬品	57,117	123

図1 主要Dg.Sの売上高と店舗数(単位:100万円)

※各社の「2020年決算」より作成(未上場企業含む)。

している。現在の売上高トップ3の「ウエルシアHD」は四・三倍、「ツルハHD」は三・三倍、「コスモス薬品」は三・九倍も、二〇〇九年から二〇二〇年の一一年間で売上高を増やしている。

Dg.Sよりも前に成長した総合スーパー、スーパーマーケット、ホームセンター、コンビニの業態としての売上成長率が、この一〇年間は横ばいもしくは減少しているのとは対照的である。Dg.Sは、日本でもっとも遅れて登場し、平成時代の後期に大成長した「総合業態」であるといっていい。

Dg.S企業の歴史は実は古い

Dg.Sの勃興・急成長は、平成時代になってからだが、現在のDg.S企業の前身である「薬局・薬店」の歴史は実は古い。現在の「ツルハHD」の前身である「鶴羽薬師堂」は、一九二九年（昭和四年）に北海道旭川市で創業。「マツモトキヨシ」の前身「松本薬舗」も、一九三二年（昭和七年）に創業。現在は駅ターミナル立地に多く店舗展開している「コクミン」も、一九三五年（昭和一〇年）と戦前の創業だ。

「クスリのアオキ」の前身である「青木二階堂薬局」の創業にいたっては、一八六九年（明治二年）である。薬局・薬店の中には、江戸時代から続く創業一〇〇年を超える歴史のある企業も数多く存在している。

戦後一〇年以上が経過した一九五九年（昭和三四年）に「レデイ薬局（現在はツルハHDグループ）」、一九六〇年（昭和三五年）には「カワチ薬品」の前身である「河内薬品」や「千葉薬品」などが創業している。社名を列挙するときりがないので省略するが、Dg.S企業の前身である薬局・薬店の多くは、昭和初期までの古い時代に創業している。

戦後に日本では、「商業の近代化」が大きな社会運動に発展していった。戦前の商業の主役である商店（つまり業種店）から、近代的な「業態」への転換と業態開発が進んだのも戦後である。

「業種店」とは、「商品によって分類される小売業」の総称で、酒屋、八百屋、魚屋、肉屋、金物屋、薬局・薬店、化粧品店などのことである。「業態」とは、「生活や買物のスタイルによって分類される小売業」のことだ。たとえば現在のDg.Sは、商品で分類される「薬屋」ではなくて、ヘルス&ビューティケア（健康・美容）といった「生活」と「便利な買物」で分類される「業態」である。

戦後に登場したスーパーマーケットは、「夕食」をつくるための食材が一つの店で買物できる、アメリカ生まれの画期的な新業態であり、多くの商店経営者がスーパーマーケットの新業態開発に参入した。

初期のスーパーマーケットは、「スーとできてパーと消える」と揶揄されるほど栄枯盛衰が激しかったが、昭和の中期～後期には、全国の津々浦々に店舗がある「生活インフラ業態」として確立された。

昭和時代は「GMS」が小売業の王様

食品以外の衣料、家電、日用雑貨、住居用品などをワンストップ・ショッピング（必要とするさまざまな商品を一ヵ所で取り揃えられる買物）できる「総合スーパー（GMS）」という総合業態も、戦後に誕生した。初期のGMSは、駅前に多層階の大型店舗を建設して開店した。スーパーマーケットよりも売場面積が格段に広い大型店だったことが特徴である。

代表的なGMS企業は、「ジャスコ（現イオン）」「イトーヨーカ堂」「ダイエー（現在はイオングループ傘下）」「西友（現在はアメリカのウォルマート傘下）」「ニチイ（後のマイカル。二〇〇一年に経営破綻）」「ユニー（現在はドン・キホーテのグループ傘下）」などである。GMS企業は、昭和時代の小売業の王様として君臨し、一店舗で年商一〇〇億円～二〇〇億円も販売する繁盛店も数多く存在した。

その後、車社会の到来（モータリゼーション）によって、一九七〇年代ごろから郊外立地に広い駐車場を構えた「ホームセンター」や、ニトリのような「大型専門店」「家電量販店」などの新業態が続々とチェーン展開を始めた。

これらの近代的な業態の多くは、「ペガサスクラブ」の故・渥美俊一氏が提唱したアメリカの「チェーンストア理論」がベースになっている。小売業が多店舗展開することで、戦前の商店（業種店）の時代とは比較にならないほど小売業の企業規模が大きくなった。いわゆる「ビッグストアづくり」が当時のキャッチフレーズで、チェーンストアの爆発的な成長は、敗戦後の「高度経済成長」が強力に後押しした。

チェーンストアができる前の「商店」は、流通の川上である製造業、川中の卸売業を経由して、商品供給の最後の「川下（出口）」と位置付けられていた。商店は単独店経営で零細であり、規模の大きな製造業や卸売業の管理下にあった。

そこからチェーンストア化した小売業は、メーカーに対する発言力をどんどん高めていった。有名な松下電器（現パナソニック）とダイエーの熾烈な覇権争いは、小売業がチェーン化し、規模が大きくなる過程で発生している。当時は商品の価格は、「定価」という呼び名で製造業（メーカー）が決定していたが、ダイエーの創業者の中内㓛氏は、「価格の決定権は消費者にある。だから消費者にもっとも近い位置にある小売業が価格を決定すべきだ」という趣旨の発言で、過激な安売りを仕掛けてメーカーと流通の主導権争いを繰り広げた。

戦後の小売業の近代化運動を別の言葉で表現すれば、「つくる立場、売る立場」から「使う立場、買う立場」に流通構造を転換する「消費者主権運動」だったといっていい。

ちなみに戦後、「主婦の店」という小型スーパーからスタートし、GMSという総合スーパーに進化していったダイエーであるが、戦後間もないころは「薬の安売り」で富をつくったと記録されている。

ところが、この本の主役であるDg.Sは、イオンやダイエーなどのGMS企業と創業期は同じか、もしくはもっと古い時代であったにもかかわらず、GMSやスーパーマーケットのように昭和時代に大きく成長することができなかった。Dg.Sの大成長は平成時代まで待つことになる。

製薬メーカーからの自立を選んだ薬局

それでは昭和時代のDg.S企業は何をやっていたのだろうか。実はDg.S業態開発の前に、「薬局・薬店」のチェーン化と組織化がスタートしている。昭和時代の薬局・薬店は、流通のもっとも川下としての業種店だった。当時の薬局・薬店は、「大正製薬」などの巨大な製薬メーカーの「系列店政策」によって組織化されていた。

大正製薬は、一九六九年に「大正フランチャイズチェーン」を発足させた。当時から一般用医薬品（OTC薬）のトップメーカーだった大正製薬は、すでに「ワシの会」という組織をつくり、薬局・薬店の系列店政策を行っていた。

大正製薬による薬局・薬店の組織化は、メーカー主導のチェーンシステムであり、大正チェーンの近くには、同じチェーンの店はつくれないなどの決まりがあった。化粧品でいえば、全国の化粧品店を組織化した「資生堂チェインストア（花椿会）」も同様の仕組みだった。

自社製品の販売量を増やすために系列店政策を強化したい大正製薬は、「大正フランチャイズチェーン」を通じて、薬局・薬店に出資を始めた。たとえば、レジスターを大正製薬が提供するなど、資本やシステム面で系列店をサポートしようとしていた。とはいえ製薬メーカーが提供するレジなので、医薬品の分類は非常に細かかったが、雑貨や食品などはその他でひとくくりに分類されるなど、あくまでも薬局・薬店のためのレジだった。

一方で、その後Dg.Sに成長していった薬局・薬店の経営者の多くは、大正製薬による資本参加や系列店政策には頼らなかった。当時の薬局・薬店から見れば、雲の上の存在である大企業の大正製薬の資本が入れば、経営は間違いなく安定し、銀行からの信用も高まる。レジのシステムまでサポートしてくれるなら、設備投資も少なくて済む。

しかし、特定メーカーの商品だけを販売する系列店は、本当の意味で消費者のためにはならないと考えた薬局・薬店の経営者は、「メーカー支配」をよしとせず、小売業として自立の道を選んだ。その最初の一歩が、Dg.Sの業態開発への道へとつながったといっても過言ではない。

薬局同士の共同チェーン化から始まった

大手製薬メーカーの系列店政策に対抗するために、単独店経営の薬局・薬店のオーナーが集まって共同仕入れ、商品開発などを行う「ボランタリーチェーン（略称VC）」が、一九七〇年代にいくつも設立された。VCが設立された理由は、このままでは製薬メーカーの支配下に置かれ、「小売業の主体性がなくなってしまう」という危機感からである。薬局・薬店が資本を出し合ってVC本部を設立し、個人薬局が集まることで規模を拡大して、巨大な大手製薬メーカーに対抗しようとしたわけである。

チェーンストアの方式は、「コーポレートチェーン（略称CC）」「フランチャイズチェーン（略称FC）」「ボランタリーチェーン（略称VC）」の三種類に分類される。CCは同一資本が多店舗展開する「直営チェーン」のことである。現在のDg.S企業の大半は、CCによる多店舗化を行っている。

FCとは、本部（フランチャイザー）と加盟店（フランチャイジー）に資本が明確に分かれており、本部は加盟店にノウハウ提供や商品供給をするかわりに、加盟店からロイヤルティを取るチェーン展開の方式である。コンビニの多店舗展開はFC方式が主だ。

一方、VCは、資本の異なる個人商店が共同出資でVC本部を設立し、VC加盟の店舗数と規模を拡大した「疑似チェーンストア」である。単独店が集まることで売上規模を拡大し、メーカーに対して有利な仕入れ交渉を行ったり、共同の商品開発、共同販促などを行ったりする組織である。食品小売業界では、「全日食チェーン」が代表的なVCだ。

代表的な薬局・薬店のVCである「AJD（オールジャパンドラッグ）」「NID（日本ドラッグチェーン会）」の二社は、一九七〇年に設立されている。また、「受発注システム」を高度化することで薬局・薬店を組織化し、流通の風雲児とも称された「ファルマ」というVCは、一九七八年に設立されている。

一方、薬局・薬店の多店舗展開を単独で進めた企業も存在した。もっとも有名なのが、「薬ヒグチチェーン（現在は調剤薬局のファーマライズ株式会社）」だ。AJDとNIDが設立された一九七〇年には、薬ヒグチチェーンの薬局・薬店は、単独で二三〇店舗に到達していた。薬ヒグチの創業者である樋口俊夫氏が、「目標全国四二七店（その後、一三二七店）」とテレビコマーシャルで連呼する姿は、当時の消費者に強烈な印象を与えた。

また、関西からスタートした「セガミ（現在はココカラファイン）」は、一九七〇年に一〇〇号店を関東の多摩地区に開店し、薬局・薬店の広域展開を行っていた。

そして、AJDやNIDに加盟していた薬局・薬店の経営者は勉強会を開催し、アメリカの流通視察にも参加、アメリカ型Dg.Sの業態開発に挑戦する動きが各地で始まった。

諸説あるが、アメリカ型Dg.Sの一号店は、一九七六年に神奈川県に開店した「ハック杉田店（売場面積一〇〇坪、M&Aによって現在はウエルシアHD）」ではないかと記録されている。

その後、現在の大手Dg.S企業も続々とDg.Sの一号店を開店している。「クスリのツルハ」は一九七九年、「末広店（一〇〇坪）」を北海道旭川市に、翌一九八〇年には「サンドラッグ」が「ビッグサン西八王子店（一二〇坪、外売場四〇坪）」を開店した。さらに一九八四年に「マツモトキヨシ」が「柏中新宿店」、一九九一年に「スギ薬局」が愛知県に売場面積一二〇坪の同社最大店舗「西尾桜町店」を開店している。

全国に散らばっていた多くの薬局・薬店が、試行錯誤を繰り返しながら、昭和時代の一九八〇年前後から、各地でDg.Sの業態開発に挑戦していたことがわかる。

二 アメリカと日本のドラッグストア

チェーンストアはアメリカの模倣から

戦後日本の流通・小売業が発展する歴史は、アメリカの近代的な「チェーンストア」の模倣(もほう)から始まっている。Dg.Sに限らず、日本で生まれたチェーンストア企業の創業者の多くは、一九六〇年代後半からアメリカ視察を繰り返し、アメリカの小売業の建物や駐車場計画、什器(じゅうき)配列などの売場づくり、商品構成・商品分類などの「ハード面」を調査し、完全なるコピーに邁進(まいしん)した。

筆者が独立直後の一九九七年、アメリカ視察に行った際に、「ウォルマート」の店内でメモを取り、写真撮影をしていた怪しい人物を目撃した。胸に日本語の名札を付けていたので日本人だとわかり、「何をしているんですか?」と声をかけたところ、ある大手小売企業によるアメリカ視察団の一人だった。

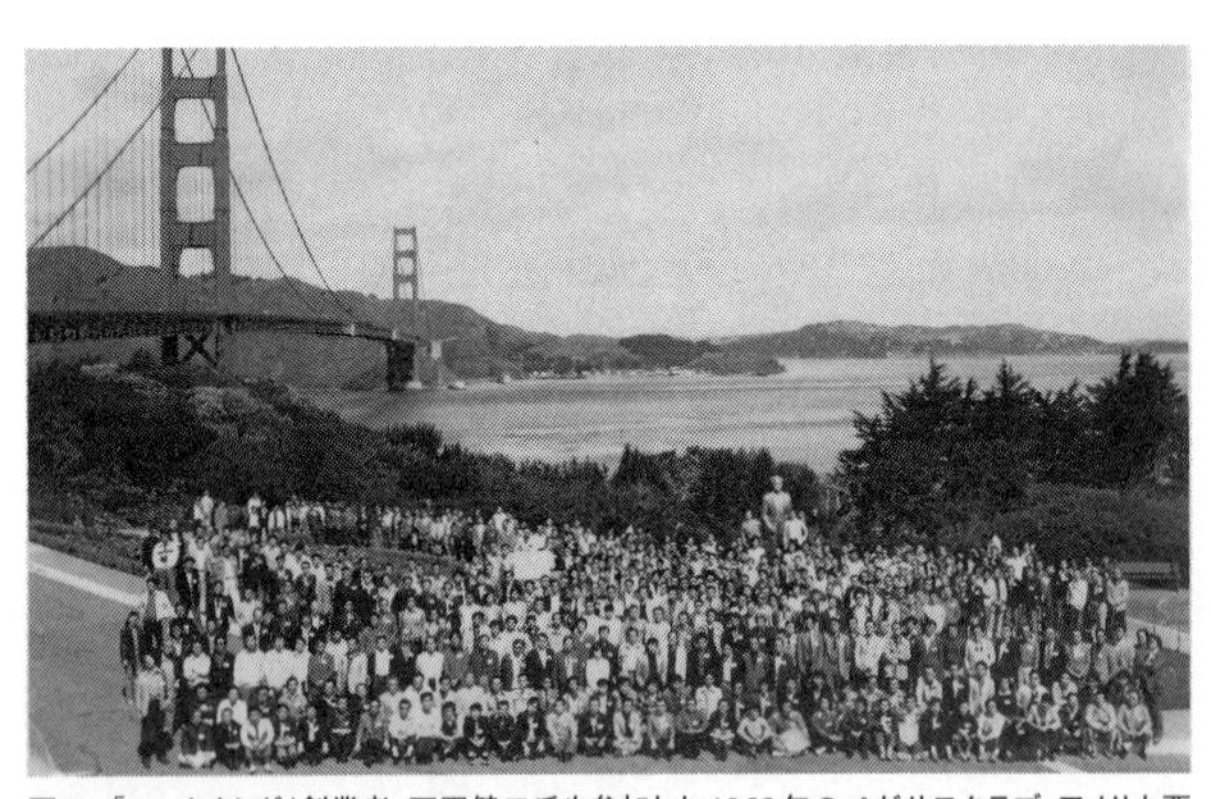

図2　「ハックイシダ」創業者・石田健二氏も参加した1968年のペガサスクラブ・アメリカ西部セミナーでの写真。サンフランシスコ金門橋をバックに
※撮影者：故・渥美俊一氏／写真提供：石田健二氏

その視察団の目的が、世界ナンバーワン小売企業「ウォルマート」の「棚割（商品陳列の状況）」をすべて調査することであると聞いて驚いた。ウォルマートの基本業態である「スーパーセンター」の売場面積は、四〇〇〇〜五〇〇〇坪もあり、超大型店である。そのすべての棚割を調査するのは大変な労力だ。

アメリカと日本では文化も生活スタイルも違うのに、スーパーセンターの棚割の「完全コピー」など意味があるのか、と疑問に思ったものだが、二十数年前でもアメリカの「模倣視察」は続いていたのだ。

ましてや戦後間もない時代には、日本には小規模の商店しかなかったのだから、売場づくりが日本の生活に多少合わなくとも、模倣してアメリカ式の大型店をつくりさえすれば繁盛した。

また、ハード面だけでなく、チェーンストアの経営手法、たとえば「組織開発」「マニュアル化」「標準化（店や人によるバラツキを少なくする経営手法）」「教育・トレーニング制度」などの「ソフト面」も模倣した。まさにアメリカのチェーンストアは、日本の小売業における近代化のお手本であり続けたのである。

日米の小売業はパラレルワールド

日本のDg.Sにとっても、アメリカ視察は、「日本型Dg.Sづくり」のお手本だった。アメリカの小売・流通業で起こった変化は、五〜一〇年後には日本でも必ず起こる変化であると考えて、多くのDg.S経営者は頻繁にアメリカ視察に参加した。

しかし、日本における小売業の業態開発の歴史を見ると、お手本にしたアメリカの業態とは似て非なるものになることが多い。最初はアメリカの業態を模倣したが、日本人の生活やニーズに合わせて変化していくうちに、日本独自の業態に進化している。つまり、日本とアメリカの業態開発は、名前は同じでも中身は異なっていることが多い。まるで「パラレルワールド」のようなものである。

初期のジャスコ、イトーヨーカ堂、ダイエー、西友がお手本にした「シアーズ」や「JCペニー（二〇二〇年経営破綻）」などのアメリカのGMSは、衣料や家具、家電などの耐久消費財、住居用品をワンストップ・ショッピングできる業態であり、食品を取り扱わない「非食品」の業態だった。

アメリカにおけるGMSの隆盛期は、第二次世界大戦後に帰国した多くのアメリカ軍人が結婚して郊外に家を建て、新生活を始めた時期だった。新生活のために必要な家電や家具、衣料などをワンストップ・ショッピングできるアメリカのGMSは、戦後のベビーブーマーを客にして大繁盛した。現在の日本のGMSは、当時隆盛を極めていたアメリカのGMSをお手本に大型店を開店している。

しかし、初期の日本型GMSは、一階に食品売場がある多層階の大型店舗で、駅前に出店した。現在も、日本型GMSの売上構成比の半分以上は食品部門である。非食品業態のアメリカのGMSとは異なる進化を遂げたわけだ。

日本型ホームセンターも、アメリカのホームセンターとは大きく異なる。アメリカのホームセンターは、「家を一軒建てるための材料やDIYの道具が揃う店」であり、日本のホームセンターのように洗濯洗剤やシャンプー・リンスなどは取り扱っていない。

日本のホームセンターが急成長した一九八〇年代前半は、自家用車が急速に普及した時代であった。初期の日本型ホームセンターは、出店費用の高い駅前ではなく、車で行きやすく、出店費用の安い郊外立地に、広い駐車場を持った平屋（ワンフロア）の大型店を開店した。

当初はアメリカのホームセンターのように、木材やＤＩＹ用品を主力にしたが、あまり売れなかった。そこで、日用雑貨や家庭用品、カー用品、ペット用品などを品揃えしたところ、「車で買物ができて、駅前のＧＭＳよりも便利」という理由で、日用雑貨や家庭用品などが飛ぶように売れた。こうして日本型ホームセンターもまた、アメリカのホームセンターとは異なる進化を遂げたのである。

コンビニも、ガソリンスタンドとの併設タイプがほとんどであるアメリカ型コンビニとは、かなり違った業態として進化した。日本のセブン‐イレブンも、元祖であるアメリカのセブン‐イレブンと提携して事業をスタートさせたが、アメリカの店舗と看板のデザインは同じであるものの、立地、売場づくり、品揃えは大きく異なっている。

同様に日本型Dg.Sも、アメリカのDg.Sを参考にしながらも、異なる業態として進化してきた。では、日本とアメリカのDg.Sの違いとは何なのだろうか？

アメリカDg.Sの売上は、七割が「調剤」

結論からいうと、「業態」としての役割が、現在では日米で大きく異なっている。最大の違いは、現代のアメリカにおけるDg.Sの売上構成比の七〇％超が、医療用医薬品の「調剤薬（以下、調剤）」であることだ。日本のDg.Sの中で、もっとも調剤構成比の高いスギHDでも、調剤の売上構成比は二二・〇％。ウエルシアHDは一七・九％、ココカラファインは一七・七％である（二〇二〇年の決算数値より）。また、コスモス薬品のように、調剤をほとんど取り扱っていないDg.Sも存在している。

つまり、日本におけるDg.Sの売上高の八〇％以上は、調剤以外の「一般用医薬品」「化粧品」「雑貨」「食品」などで構成されている。

一方、アメリカのDg.Sは、医師が書いた処方箋による調剤薬を提供する「地域でもっとも身近な医療機関」と位置付けられる。売上高に占める医療用医薬品の調剤比率が七〇％というのは、純粋な小売業というより、「医療機関が物品販売も行っている業態」と表現してもいいくらいだ。

全米にそれぞれ八〇〇〇店以上の店舗網を展開する「ウォルグリーン（Walgreen）」や「CVS」のようなアメリカのDg.Sは、アメリカ人の健康を支えるインフラである。病院の診察費がべらぼうに高く、健康保険に未加入の低所得者層も多いアメリカでは、気軽に病院にかかることができない国民も多い。そのため、自宅の近くにあるDg.Sで働く「薬剤師」が、アメリカではもっとも身近な医療関係者だ。

新型コロナウイルスの影響で、生活インフラで働く「エッセンシャルワーカー」に対する尊敬の念が高まっているが、Dg.Sの薬剤師もまた、地域医療のインフラを担うエッセンシャルワーカーである。

2018年のGallup調査によると「(アメリカで)最も信頼される職業」のトップ3はヘルスケア関連で占められた。1位は看護師、2位は医師、3位は2位とほんのわずかな差で薬剤師だ。それ程薬剤師に対する信頼度は高く、この傾向は一過性でなく30年以上前にGallupが調査を始めて以来、薬剤師はこのランキングにおいて常に5位以内に入っている。

ときには医師を抜いて、薬剤師の方が上位に来ることもある。ファーマシーは人々の身近なところにあり、気軽に相談しやすく、かつ非常に信頼のおける情報提供をしてくれるので、米国人の日常生活になくてはならない存在になっている。

人によっては気軽なホームドクター的な役割もしてくれるという。

Gallup 調査の回答者の82%は薬剤師に対して信頼を置いている。そして薬剤師は相談しやすいと答えている。また回答者の8割~9割はメディケア（65歳以上の人々用公的健康保険）患者へのいろいろなヘルスサービス（例：ヘルスチェック、糖尿病のような生活習慣病の管理）を薬剤師から受けられると答えている。

（松村清「松村清の購買心理学 第一二八回」『月刊マーチャンダイジング』二〇二〇年六月号より）

日本の薬剤師は、患者に対する検査や診察などの医療行為はできないと法律（薬機法）で定められているが、アメリカの薬剤師は「予防接種」や簡単な「検査」「診療行為」を行うことができる。アメリカのDg.Sには店内に「インストアクリニック」を持つ店舗も多く、そのクリニックで上級資格の薬剤師や看護師が、インフルエンザの予防接種などの注射もしてくれる。

インフルエンザのシーズン前には、Dg.Sの店内で「Flu Shot（予防注射）」の大きなポスターを見かけるが、地域に根差した医療機関であることがわかる光景である。

アメリカの薬剤師も二〇年以上前は、日本同様に予防接種や診療行為はできなかった。それをアメリカの薬剤師会が政治に働きかけて運動を行い、医師との信頼関係を構築するなどの活動を経て、権利を勝ち取ってきたのである。

ショッピングセンターとともに拡大した「スーパー・ドラッグストア」

日本と同様にアメリカの薬局の歴史も古く、西部劇の時代にすでに現代のDg.Sの原型は存在していたといわれている。医薬品を販売しながら、冷えた炭酸飲料を最初に提供した店はDg.Sであると歴史に記録されている。

日本のDg.Sがアメリカのを模倣し、業態開発していく歴史を理解するためには、まずはアメリカのDg.Sが歩んだ栄枯盛衰の歴史を知る必要がある。戦後のアメリカのDg.Sは、次の三つの時代に区分することができる。

①スーパー・ドラッグストア時代（一九六〇年代～一九七〇年代）
②メガ・ドラッグストア、ディープディスカウント・ドラッグ時代（一九八〇年代）
③コンビニエンス・ドラッグストア時代（一九九〇年代前半～現在）

日本よりも先に車社会が到来したアメリカでは、全米規模で郊外の住宅地に近い立地に、「近隣型ショッピングセンター（Neighborhood Shopping Center、略称NSC）」が大量に開発されていた。

当時の近隣型ショッピングセンターの核店舗は、スーパーマーケット、バラエティストア、Dg.Sの三つの業態が軒（のき）を並べるスタイルが一般的で、それにクリーニング、美容室、ファーストフードなどのテナントが入居していた。つまり、自宅から一番近くに立地するショッピングセンターでありつつ、日常的な暮らしを支える商品とサービスをワンストップ・ショッピングできる場だった。

近隣型ショッピングセンターにスーパーマーケットと隣接してDg.Sを出店する方式は、一九九〇年代前半の日本のDg.Sの出店でも多く見られた。たとえば、車で行く郊外立地の近隣型ショッピングセンターに、イオンのスーパーマーケット「マックスバリュ」と「ツルハドラッグ」が隣接出店したり、新潟のスーパーマーケット「原信」の隣に「ドラッグトップス」が共同出店したりするような出店戦略である。これもアメリカへの流通視察でショッピングセンターを見学し、影響を受けた結果だ。

近隣型ショッピングセンターが全米各地につくられていた時代、アメリカのDg.Sは大型化を志向し、その業態は「スーパー・ドラッグストア」と呼ばれていた。調剤室を売場の一番奥に設置し、調剤を受け取りに来た人が、日用品や加工食品、キッチン用品、さらには園芸用品などの商品を買い回ることのできる大型店舗だ。

Dg.Sの草創期に、日本の薬局・薬店経営者が参考にしたのも、この「スーパー・ドラッグストア」だった。

もっとも有名だったスーパー・ドラッグストアは、一九六〇年代後半から西海岸で店舗展開を開始した「ロングスドラッグ（Longs Drugs、二〇〇八年にアメリカDg.S企業二強の一角であるCVSに買収される）」だった。ロングスドラッグは、現在も同じ店名でハワイに店舗があり、日本人にも比較的なじみあるDg.Sだろう。

当時、一〇坪の薬局を一店舗だけ経営していた日本の薬局・薬店の店主が、売場面積五〇〇坪のスーパー・ドラッグストアをアメリカで視察したときの驚きと感動、カルチャーショックは相当なものであったと想像できる。スーパー・ドラッグストアは、日本型Dg.Sづくりを目指す当時の経営者に大きな影響を与えた。

神奈川県のハックイシダ（現ウエルシアHD）は、一九八七年に当時日本最大の「ハックファミリーセンター瀬谷店（神奈川県・四五〇坪）」を開店したが、スーパー・ドラッグストアの「ロングスドラッグ」の影響を強く受けて開店した新業態で、「薬局＋非食品」による大型の売場づくりが特徴だった。

食品を強化した「メガ・ドラッグストア」時代

その後、アメリカでは近隣型ショッピングセンターの一角に立地したスーパー・ドラッグストアの競争力が低下し、少しずつ業績が悪化していった。不振になった最大の理由は、同じ近隣型ショッピングセンターの核店舗として隣接していたスーパーマーケットが、Dg.Sで置いていた非食品、医薬品、化粧品、調剤などを品揃えし、売場面積が一〇〇〇坪を超えるほどの大型化を進めていったからである。

つまり、大型スーパーマーケットに売上高を奪われて、スーパー・ドラッグストアは徐々に業績を悪化させていったのだ。このスーパーマーケットの新業態は「コンビネーションストア（食品＋非食品＋調剤）」と呼ばれ、その後のアメリカにおけるスーパーマーケットのスタンダードになった。

一九九〇年代前半になると、食品強化型Dg.Sを目指していたカワチ薬品などのDg.S

企業は、アメリカのDg.Sよりもコンビネーションストアをベンチマークし、熱心に視察していたことを覚えている。

一九八〇年代後半のアメリカでは、コンビネーションストアに対抗するために売場面積を大型化し、日用雑貨や加工食品を思いきった低価格で販売し、広域から集客する「メガ・ドラッグストア」が台頭し、大旋風を巻き起こした。

一九八〇年代は、「カテゴリーキラー」と呼ばれるディスカウント型の大型専門店（トイザらスなど）が台頭していた時代でもあった。メガ・ドラッグストアは、カテゴリーキラーのような大型の「倉庫型店舗」に、パレット陳列などの単品大量販売を行い、低価格を徹底的に追求した。「ものすごく安い」という意味で、「ディープディスカウント・ドラッグ」とも呼ばれた。すでに倒産しているが、「ファーモア（Phar-Mor、一九九三年五月に倒産）」、「ドラッグエンポリアム（Drug Emporium、二〇〇一年四月に破産宣告）」などの急成長企業が台頭し、日本でも話題になった。

一九七〇年代のスーパー・ドラッグストアが非食品主体なのに対して、一九八〇年代に台頭したメガ・ドラッグストアは、食品の低価格販売を武器にしていた。売場面積もスーパー・ドラッグストアよりも大きく、一〇〇〇坪～二〇〇〇坪の大型店だった。

しかし、メガ・ドラッグストアの全盛期は短く、一九九〇年代前半にはほとんど姿を消してしまう。ダメになった理由としては、売場面積と低価格で圧倒的に上回ったウォルマートによる「スーパーセンター」の全米展開が進んだ影響がもっとも大きい。食品や日用雑貨を低価格販売し、広域商圏から集客しようとしたが、ウォルマートのほうが安かったため、客が流れていった。

メガ・ドラッグストアは、スーパーセンターとの競争に敗れてしまったのである。ただし、このようにアメリカでは消えてしまったが、ディープディスカウント・ドラッグの売り方は、「カワチ薬品」に代表される食品強化型Dg.Sに大きな影響を与えたといえよう。

失敗した日本型「コンビネーションストア」づくり

話は少しずれるが、スーパーではなくDg.S側からの「日本型コンビネーションストア」への挑戦も、忘れてはならないエポックである。

一九九三年、神奈川県のDg.S企業「ハックイシダ」は、薬局・薬店のVCである「AJD」の加盟店として親交のあった静岡県のスーパーマーケット企業「キミサワ」と対等合併し、「ハックキミサワ」という新会社を設立した。合併の目的は、日本型コンビネーションストアという新業態を開発するための戦略としてだった。

ハックイシダ創業者の石田健二氏は、アメリカのスーパーマーケットが、スーパー・ドラッグストアの機能を取りこみ、コンビネーションストア化する歴史を定点観測していた。そこで、「フード&ドラッグ」とも呼ばれたコンビネーションストアこそが、Dg.Sが目指すべき究極の新業態であると考えた。論理的であると同時に、情熱的な新業態開発へのチャレンジだった。

一九九六年に日本初のコンビネーションストア「ザ・コンボjr厚木妻田店（六五〇坪）」、二号店の「ザ・コンボ富士厚原店（九〇〇坪）」を立て続けに開店し、当時の流通業界では大きな話題になった。

ところが、日本型コンビネーションストアづくりは成功することはなかった。

理由の第一は、高コスト構造のスーパーマーケットの中に、ローコスト構造だからこそ成立するDg.Sを入居させたことではないか。日本のスーパーマーケットは、店舗のバックヤードで肉や魚をカットしたり、コロッケを揚げるフライヤーを導入したり、「店舗の工場化」をしていて、Dg.Sと比較すると桁違いに面積当たりの「設備コスト」が高い。

単独出店なら成立する「ハックドラッグ」だが、コンビネーションストアとして出店することで損益分岐点が高くなり、営業利益が出なかったのだろう。

第二は、スーパーマーケットとDg.Sの「商品回転率（回／年）」が違いすぎたことだ。一日に何回転もする生鮮食品を扱うスーパーマーケットの担当者からすれば、年間七回転前後の商品回転率であるDg.Sの売場は、時間が止まって見えたと思う。「なんでこんなに売れない売場に大きな面積を確保するのか」というスーパーマーケット側の不満は大きかったであろうことは想像にかたくない。

あくまで推測ではあるが、スーパーマーケットとDg.Sの異なる企業文化を融合できなかったのではないだろうか。

第三は、大型化による広域集客を狙ったことだ。コンビネーションストアは本来、食品や日用雑貨など、主に日常生活の家事で使用する、購買頻度も使用頻度も高い必需品で構成されている。それらの商品群は「ハウスキーピング商品」ともいわれ、商品の価格差が明確にあれば、遠方からの来店も見込めるが、競合店との価格差が少なければ、基本的には「近くて便利」が優先される。ハウスキーピング商品は、小商圏の固定客が繰り返し来店することで成り立つ商品群なのだ。

そもそもコンビネーションストアは、大型化することで広域から集客することができない業態だったのだと思われる。

ハック以外にも、青森の安売り王として一世を風靡(ふうび)した「横浜ファーマシー(店名「スーパードラッグアサヒ」)。二〇一四年、カワチ薬品の完全子会社化)」は二〇〇六年三月、既存の「スーパードラッグアサヒ十和田店」を増床して、売場面積が一〇〇〇坪を超えるコンビネーションストア「スーパーシティアサヒ十和田店」を開店した。実に革新的な挑戦だった。

しかしその後、多店舗展開することはできなかった。スーパードラッグアサヒは、「坪効率(売場面積一坪当たり売上高)」が日本一という超繁盛店を経営しており、大型化することでさらに広域から集客できる繁盛店を目指した。ところが、競合店との価格差は思ったほどなく、広域からの集客ができなかった。

当時の日本はオーバーストア時代に突入しており、「小商圏高シェア」を目指すべき時代に突入していたのだ。店不足時代の「低価格→広域集客」という成功体験が通用しなくなっていたことも、日本型コンビネーションストアの業態開発が成功しなかった大きな理由の一つだったのだろう。

「コンビニエンス・ドラッグストア」づくりへの挑戦

現在のアメリカDg.Sの二強である「ウォルグリーン」と「CVS」は、一九九〇年代に大きく成長している。現在は両社ともに店舗数が八〇〇〇店を超えており、全米に店舗網を展開している。一九八〇年代後半から一九九〇年代に大成長した二社は、地方のDg.S企業を買収し、規模を拡大していった。

CVSは、先に述べたロングスドラッグを買収し、ウォルグリーンはマンハッタンでは有名な「デュアンリード（Duane Reade）」というDg.Sを買収するなど、二強による寡占化が進んでいった。

現在の日本のDg.Sも寡占化が進んでいる。もちろん、大手Dg.Sとの差別化に成功している「地域密着型Dg.S」も数多く残っているので、大手だけにすべて寡占化されるとは思わないが、品揃えの多くが他店でも取り扱いのある有名メーカー品で占められており、スーパーマーケットと比較して地域性が少ないDg.Sは、寡占化しやすい業態である点は、日米共通のようである。

さて、先述したように、一九九〇年代に近隣型ショッピングセンターに出店していたアメリカのDg.Sは、大型のコンビネーションストアに売上高をどんどん奪われていた。

Dg.Sで販売している雑貨や化粧品、医薬品、調剤まで、コンビネーションストア（大型スーパー）でワンストップ・ショッピングできるので、Dg.Sの存在理由はどんどん低下していった。

筆者が行った一九九七年のアメリカ視察で、近隣型ショッピングセンターに入居しているDg.Sの店長から、その店の顧客一人当たりの「買上点数」はわずか二点であると聞き、驚いたことを覚えている。買上点数が二点であるということは、「買物カゴが必要のない店」ということを意味する。つまり、ジュース一本だけ買いたいのにコンビネーションストアのレジが混んでいる場合、レジに並ばないで済むDg.Sで買物する、それだけの来店動機しかない店になっていたわけだ。

また、調剤を受け取りに来た客に「ついで買い」をしてもらおうと、売場の一番奥に調剤室を設置していたが、調剤を目的に来店した人の六〇％は調剤以外は何も買わないで帰宅する、という調査結果も教えてもらった。

このようにしてコンビネーションストアにシェアを奪われていた「ウォルグリーン」と「CVS」は、低価格を追求したメガ・ドラッグストアとは異なり、「便利性」と調剤の「専門性」の二つを武器にした新しいDg.Sの業態開発に取り組んだ。これが成功し、現在ではアメリカDg.Sのスタンダードになっている。

ウォルグリーン型Dg.Sの第一の特徴は、近隣型ショッピングセンターへの入居をやめ、住宅地に一番近い場所に単独出店する立地戦略に転換したことだ。アメリカでは、「ゾーニング」という条例で、住宅地と商業地が明確に区分けされている。そのため、住宅地からもっとも近くにある「便利な店」がDg.Sということになる。

ワンオペ（ワンマン・オペレーション）が主体のコンビニは、日本よりも治安の悪いアメリカでは単独出店できず、ガソリンスタンド併設型が主体で、日本とは性格が異なる。つまり、ウォルグリーン型Dg.Sは、日本のコンビニに近い役割といえる。自宅からもっとも近くに立地する「便利性」を武器にした業態として、進化していった。

事実、この立地戦略を取ったウォルグリーンの店舗数は、一九九〇年代半ばには全店舗数の三〇%にすぎなかったが、二〇〇〇年代半ばには八〇%を超えている。

ウォルグリーン型Dg.Sの第二の特徴は、スーパー・ドラッグストアやメガ・ドラッグストアのような大型化に走らず、売場面積三〇〇坪程度の小型店に標準化したことだ。つまり、日本のコンビニのような「近くて便利」な立地に加え、短時間で買物できる「小型店」であることを武器にして、コンビネーションストアやスーパーセンターなどの大型店との差別化に成功したのである。

ウォルグリーン以後のアメリカのDg.Sは、「写真現像（DPE）」を必ず売場の一等地に配置している。これによって、客は写真を現像に出すために一度来店し、写真を受け取るためにもう一度来店する。客の来店頻度を高めてくれる重要なサービスとして位置付けられている。このように、小商圏の「繰り返し来店」で成立する「コンビニエンス・ドラッグストア」を目指したわけだ。

ウォルグリーンが飛躍した「ドライブスルー調剤」

さらに、ウォルグリーン型のDg.Sは、調剤の専門性を徹底的に強化した。一九八〇年代におけるウォルグリーンの「調剤」売上構成比はわずか一五％に過ぎず、ロングスドラッグのようなスーパー・ドラッグストア型の商品構成だった。その後、二〇〇〇年代半ばには調剤の売上構成比が六〇％超と一気に高まっており、現在では調剤の売上構成比は七〇％を超えている。調剤の専門性を強化することで、業態間競争を生き残ったことがわかる。

一九八〇年代初頭、ウォルグリーンの調剤部門の粗利益率は三五〜四〇％と、現在の日本と同じように粗利益率の高い部門だった。しかし、価格競争によって毎年のように粗利益率は低下し、低い率をカバーするために調剤（処方箋）枚数を増やす必要が出てきた（現在のアメリカDg.Sにおける調剤の粗利益率は二〇％を切っている）。

そこで調剤枚数を増やすために、ウォルグリーンは「ドライブスルー調剤」という画期的なサービスを始めた。ドライブスルー調剤の利用者は、店内に入ることがなく、他に何も購入せずに帰宅するので、「物販を犠牲にするサービス」と否定的に見られていた時期もある。

しかし、実際には、調剤客の六〇％は調剤以外は何も買わないで帰宅する。それなら、車に乗ったまま調剤を受け取れる「便利性」を徹底的に極めたほうが、競合の大型店舗と差別化できる、という戦略だった。

ちなみに一九九五年のウォルグリーンのドライブスルー調剤店舗は、全店の約二〇％にすぎなかったが、二〇〇〇年代半ばには全店の約八五％がドライブスルー調剤併設店であり、このことからも短期間で一気にビジネスモデルを転換したとわかる。

ドライブスルー調剤によって、ウォルグリーン型のDg.Sの調剤枚数は飛躍的に増加した。しかも、全米展開しているので、出張で別の都市に行っても「薬歴管理」ができるということを武器に、調剤の枚数をさらに増やしていった。

こうした「便利性」と、調剤の「専門性」を強化したウォルグリーン型Dg.Sは、コンビネーションストアに駆逐（くちく）されかけていたアメリカDg.Sの生き残りの成功例となった。

そして、このウォルグリーン型のDg.Sは、一九九〇年代の流通視察の際に、日本のDg.Sの教科書になった。現在、日本のDg.Sの売場面積は三〇〇坪前後が主流であり、近隣型ショッピングセンター出店よりも単独出店のほうが多いのは、ウォルグリーンの影響が大きいと思われる。

第二章　ドラッグストア成長記

一　第一次ドラッグストア成長期（八〇年代後半〜九〇年代半ば）

「マツモトキヨシ」による都市型Dg.Sが革命を起こした

多くのDg.Sは昭和初期に創業したが、昭和時代に大きく成長することはなかった。Dg.Sが業態としての成長を開始した時期は、一九八〇年代後半から一九九〇年代の中ごろである。この時期を「第一次ドラッグストア成長期」と呼ぶことにする。第一次の成長期にもっとも輝いていたDg.S企業は、間違いなく「マツモトキヨシ」である。

マツモトキヨシの創業は、一九三二年（昭和七年）。創業者の松本清氏は、千葉県松戸市小金に個人経営の「松本薬舗」を開いた。

同社HPの沿革によると、「当時常磐線沿線で薬局のない街を選んだという好立地条件に加え、空箱を陳列して品揃えの豊富さをアピールしたり、ない商品は他店に買いに行ってまでも注文には迅速に対応するなど、真摯で親しみやすい人柄が店の評判を呼んだ」と

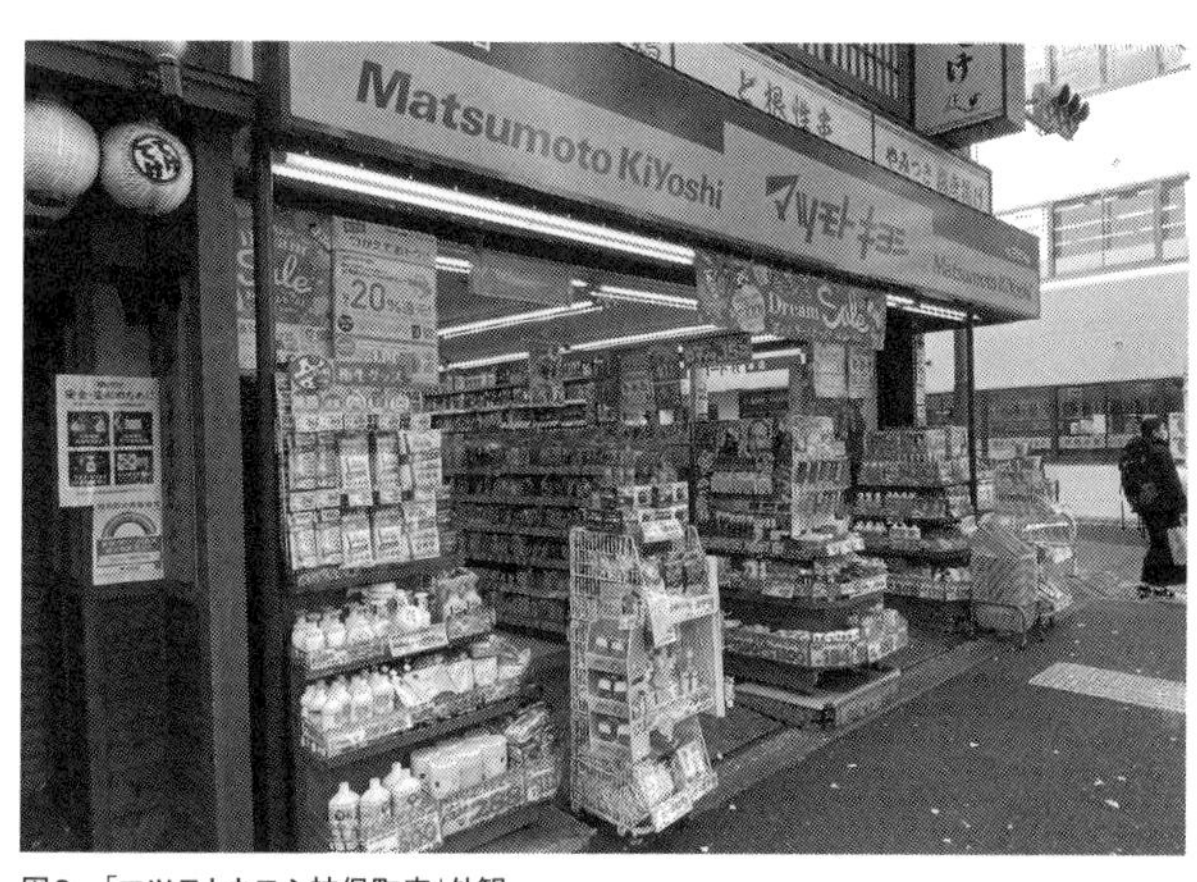

図3 「マツモトキヨシ神保町店」外観

ある。松本清氏はその後、千葉県の松戸市長に就任し、有名な「すぐやる課」を新設するなど、市民ファーストのアイデアマンとしても有名だった。

それから長い助走期間を経て、一九八七年七月に開店した都市型Dg.S「マツモトキヨシ上野アメ横店」の爆発的なヒットが、飛躍の大きなきっかけになった二〇〇一年に社長に就任した松本南海雄（なみお）氏は、その後、都市型Dg.Sを全国の大都市の駅前に大量出店し、Dg.S企業としては圧倒的に知名度を高めていった。

マツモトキヨシは、薬局・薬店の殻を破り、医薬品だけでなく、化粧品を中心としたビューティケア商品、バラエティ雑貨を幅広く品揃えした。上野アメ横店は、都心の狭い店舗で、売場は二層であった（一階一四坪、二階一二坪）。マツモトキヨシは、一階から二階に上がる階段の壁面に衝動買いしそうなバラエティ雑貨を並べて、二階に来店客を誘導する画期的な陳列方法を行い、都市型Dg.Sの売り方のお手本になった。

当時の薬局・薬店は、病気になったときにしか行かない店であり、入口は閉鎖的な雰囲気で、店内は暗く、目的がなければ入る気にすらなれないような店だった。しかも、覚悟を決めて引き戸を引き、入店すると、正面の医薬品カウンターの中にいる白衣を着たおじさんと目が合ってしまい、「なにか買わない限り店の外には出られないな」と恐怖を感じる。それほど閉鎖的な店舗であるというのが、当時の薬局・薬店の常識だった。

しかし、マツモトキヨシ上野アメ横店は、出入口を開放し、自由に店に入ることのできる店舗だった。医薬品だけでなく、化粧品の売場面積を確保し、セルフ化粧品の棚には「テスター（自由に試せるサンプル）」を設置。来店客は気ままに商品を試して、選ぶことができた。

しかも、かつての薄暗い薬局・薬店のイメージを払しょくするために、「店内照明」を思い切り明るくした。マツモトキヨシ上野アメ横店は、夜間には店舗の照明が屋外にもこぼれて光り輝いていた。明るい照明に虫が集まるかのように、来店客を集める店舗は、当時の薬局・薬店の常識を大きく覆すものだった。現在もDg.Sの照明が他の業態と比較して明るいのは、マツモトキヨシが先鞭（せんべん）をつけたといってもいいだろう。

こうしてマツモトキヨシ型Dg.Sは女子高生の間で人気となり、マツモトキヨシで買物することが若者のカルチャーにまで昇華され、TV番組などのマスコミにも「マツキヨ」の愛称で取り上げられた。筆者の記憶が正しければ、上野アメ横店はオープン後数カ月で月商一億円を超えて、当時としては信じられないほどの繁盛店であった。

薬局・薬店のイメージを覆したマツモトキヨシによる都市型Dg.Sが、「ドラッグストア」という業態名を日本に定着させた最大の功労者といえよう。

Dg.S史上初の売上高一〇〇〇億円突破

マツモトキヨシは、一九九〇年に株式の店頭公開を果たした。また、一九九四年からは「郊外型Dg.S」の大量出店を開始した。都市型で取り扱う医薬品・化粧品だけではなく、日用品、家庭用品、ベビー用品まで幅広い商品を品揃えする大型店を開店し、生活圏の立地にも店舗展開するようになった。売場面積は、「大規模小売店舗法（大店法）」の規制以下の一五〇坪型が中心だった（大店法については後述）。

そしてマツモトキヨシは、一九九五年三月期の売上高が一〇一七億七八〇〇万円（二一六店舗）と、Dg.Sとしては初めて売上高一〇〇〇億円を突破し、晴れてDg.S業界の売上高日本一になった。一九九六年からは、Dg.Sとして初めてテレビCMを放映し、マツモトキヨシというブランドを確立していった。その後、M&A戦略も進めて規模を拡大し、二〇〇九年には売上高約三九二〇億円と、第二位の「スギHD」の約二七二〇億円よりも一〇〇〇億円以上も売上が大きく、Dg.Sのナンバーワン企業として君臨していた。

二〇二〇年にマツモトキヨシとの経営統合計画を発表した「ココカラファイン」も、都市型Dg.Sを得意とする企業である。一九八七年に前身の「セイジョー」は、東京都世田谷区の住宅地に、医薬品と化粧品に日用雑貨を加えた「新祖師谷店（七〇坪）」を開店した。経営統合するマツモトキヨシとココカラファインの二社は都市型の立地が得意であり、化粧品の売上構成比が高いことが共通点である。

二〇二〇年決算の数値では、マツモトキヨシの化粧品部門の売上構成比は三八・六%、ココカラファインは二九・一%と、他のDg.Sと比較して売上高に占める化粧品部門の割合が極めて高い（ちなみに郊外立地が得意なウエルシアHDにおける化粧品部門の売上構成比は一七・三%）。

両社の合併は、「似た者同士」が一緒になったと表現することもできる。

スーパー・ドラッグストア開発の二つの方向

マツモトキヨシのような「都市型Dg.S」が急成長した時期（一九八〇年代後半〜一九九〇年代半ば）に、郊外の生活圏立地に大きな売場面積と広い駐車場を確保した「スーパー・ドラッグストア」づくりも進んだ。スーパー・ドラッグストア開発の方向性は、

①非食品強化型
②食品強化型

の二種類に分けられる。

非食品強化型の代表が「ハックイシダ」だった。神奈川県が地盤のハックイシダは、マツモトキヨシ上野アメ横店がオープンした一九八七年に、当時日本最大の「ハックファミリーセンター瀬谷店（四五〇坪）」を開店した。

医薬品と化粧品を核売場にしながらも、非食品を幅広く品揃えして大型化した。筆者が

当時「瀬谷店」を取材した感想は、「薬のあるホームセンター」というものだった。アメリカのスーパー・ドラッグストアに大きな影響を受けた第一次のスーパー・ドラッグストアづくりをリードしていた企業の一社は、間違いなく「ハック」であった。

もう一つが、食品強化型のスーパー・ドラッグストア開発だ。車社会が急速に発達した北関東（栃木県）に立地していた「カワチ薬品」は、食品や酒を安売りして広域から集客する食品強化型スーパー・ドラッグストアの業態開発を始めた。カワチ薬品は一九九二年、「カワチ薬品川俣店（三〇〇坪）」を増床・開店し、業界の大きな話題になった。

カワチ薬品も含めて当時のDg.Sでは、「大店法」の規制にかからない売場面積一五〇坪以下での店舗展開が主流だった。そこにカワチ薬品は、その二倍となる売場面積三〇〇坪のスーパー・ドラッグストアを開店したのだ。ハックイシダとは異なり、売場面積を広げた部分の大半は「食品売場」だった。

カワチ薬品が一五〇坪から三〇〇坪に大型化した際に、現社長の河内伸二氏を取材したところ、三〇〇坪Dg.Sへの挑戦について次のような趣旨のことを語ってくれた。

「一五〇坪の売場で食品を安売りすると、とにかく売れました。坪効率（売場一坪当たり年商）が一〇〇〇万円を超える超繁盛店もありました。

販売データを見ていると腰痛ベルトという商品がよく売れていたので、一体誰が買っているのかと調べてみたら、当社の社員が購入していることがわかりました。狭い売場で飛ぶように売れていたので、一日に何度も商品を補充し、腰を悪くする社員もいたようです。これではダメだと考えて、店内作業を楽にすることを第一の目的に、売場面積を二倍にしました。面積は二倍でも、品目数はそこまで増やさず、売れ筋の食品のフェース（陳列面積）を広く取って、補充作業量を減らそうと考えたのです」

さらにカワチ薬品は、一九九五年に売場面積七〇〇坪の「白河店（福島県）」を開店した。今度はフェースの拡大だけにとどまらず、衣料、カー用品、園芸用品などの新しいカテゴリーを品揃えした大型店に挑戦した。いずれにしても、売上構成比の半分ほどを食品部門が占めるスーパー・ドラッグストアという日本独特の業態のパイオニアは、間違いなくカワチ薬品だった。

カワチ薬品に影響を受けた「コスモス薬品」は、一九九九年に初の三〇〇坪型店舗「日向店（宮崎県）」を開店している。非食品よりも食品や日用雑貨などの購買頻度の高い商品を品揃えすることで、スーパー・ドラッグストア化を実現したのである。

この二つのタイプ以外にも、食品と非食品をバランス良く配したDg.Sに、「ツルハ」

「クスリのアオキ」「クリエイトSD」などがある。また、当初から調剤併設型Dg.S戦略を掲げたのが、「スギ薬局」「ウエルシア」などである。

大店法時代に大量出店した「一五〇坪型Dg.S」

日米の小売・流通業の歴史を定点観測していると、新しい業態が生まれるときには、

①法律・競争環境の変化
②消費者の変化

という二つの大きな変化がきっかけになることが多い。

一九七三年に制定、翌年三月に施行された「大規模小売店舗法（大店法）」は、Dg.Sの業態開発に大きな影響を与えた。大店法は、百貨店や総合スーパーなどの大型店の出店に際して、「大規模小売店舗審議会（大店審）」が出店調整を行う法律である。とくに「店舗面積」に対して厳しい規制がかけられており、大型店の出店に非常に時間がかかるようになった。

当時の大店法によると、第一種大規模小売店は店舗面積三〇〇〇㎡（約一〇〇〇坪）以上の物件に関しては、大店審の出店調整を通過しなければ出店できなかった。また、第二種大規模小売店として規制された店舗面積五〇〇㎡（約一五〇坪）以上の出店も、時間がかかった。

その結果、一九八〇年代の小売業の多くは、大店法の店舗面積規制を逃れるために、五〇〇㎡以下の店舗面積である「一五〇坪型店舗」を量産した。郊外のロードサイドに一五〇坪型の「靴専門店」や「スポーツ用品専門店」「一五〇坪スーパーマーケット」などがチェーン展開したのは、大店法規制のあった一九八〇年代から一九九〇年代前半である。

ちなみに都市型Dg.Sのマツモトキヨシが、第一次成長期に大量出店できた最大の理由は、売場面積が大店法の規制にかからない規模だったからである。

一九八〇年代後半から一九九〇年代半ばの第一次Dg.S成長期、各地で多くのDg.S志向企業が勃興したが、もともと小規模の薬局・薬店を経営していた経営者たちは、大店法の規制にかからない「一五〇坪型Dg.S」を各地で開店している。

県単位で「ローカルDg.S」が雨後の筍（たけのこ）のように生まれたのも、この時期で、県単位の個性的な「Dg.S侍」が群雄割拠（ぐんゆうかっきょ）した。つまり、現在のようなDg.Sの前身が、日本各地で多店舗化を開始したのは、大店法の規制時代だったのである。

当時のDg.S志向企業のリーダー的な存在だった「ドラッグストアバイゴー（現在は富士薬品グループ）」の明神正雄社長（当時）は、一五〇坪Dg.Sのことを「バンタムドラッグストア（軽い階級のDg.S）」と呼んでいたことを覚えている。

新業態は消費者の変化によって生まれる

新しい業態を生み出すエンジンの一つ目が法律の変化だとすると、二つ目のエンジンは「消費者の変化」である。

たとえば、日本では一九八〇年代に自家用車が急速に普及し、「モータリゼーション」という消費者の新しい購買行動が生まれた。その変化によって、郊外の「車立地」に出店するホームセンターや家電専門店などの「郊外型店舗」が大きく成長した。

また、消費者の食生活は戦後、専業主婦が提供する「内食（家で調理して食べる）」が中心だったが、「外食」という新しい食生活が普及する過程で、「ファミリーレストラン」や「居酒屋チェーン」などの新業態が台頭した。さらに、弁当や惣菜（そうざい）などの調理済み食品を店で買って、自宅やオフィスで食べるという「中食（なかしょく）」の市場が拡大することで、「コンビ

ファミリー消費		パーソナル消費
○家族で一つ		○個人に一つ（母用、父用、子ども用など）
○みんなで使う／食べる		○個別に使う／食べる
○他人と同じものを使うことで安心する	➡	○他人と違うものを使いたい（個性を出したい）
○オールインワン（多用途）		○セグメントの細分化
○プロダクツ（製品）に代金を支払う		○ライフスタイルや経験に代金を支払う

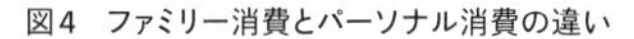
図4　ファミリー消費とパーソナル消費の違い

ニ」は大きく成長した。

Dg.Sの成長が遅かった理由に、昭和時代は「ファミリー消費」が中心であり、現在のDg.Sの主力である「パーソナル消費」が育っていなかったことがある。

昭和時代のメーカーや小売業のメインターゲットは、専業主婦と夫、その子どもからなる「ファミリー世帯」だった。厚生労働省の調査によると、一九八六年の世帯構造別・世帯数の割合がもっとも大きかった世帯は、「夫婦と未婚の子のみの世帯（ファミリー世帯）」で四一・四%を占めていて、一人暮らしの「単独世帯」の割合は一八・二%しかなかった。

ところが二〇一六年には、「夫婦と未婚の子のみの世帯」が二九・五%、「単独世帯」が二六・九％と割合が近づいている。おまけに、「夫婦のみの世帯（二三・七％）」を「単独世帯」に加えると五〇・六％にまでなる。つまり、専業主婦が夫や子のために食事の材料を買い揃える「ファミリー消費」がマイノリティになり、単独世帯の「パーソナル消費」がマジョリティになっていったのだ。

「夫婦のみの世帯」も、高齢化が進む現代では、「高齢化した夫婦」の割合が高いと推測される。「高齢の夫婦」「単独世帯」ともに、家族のために夕食を専業主婦がつくるようなファミリー消費ではない。しかも「夫婦と未婚の子のみの世帯」の中身は、「高齢の夫婦と未婚の成人した子ども」がかなりの割合で含まれている。この世帯は家族で住んではいるが、ファミリー消費ではあまりない。別々に食事し、別々のシャンプーを使う「パーソナル消費」がメインである。

二〇一五年の日本の「生涯未婚率（五〇歳時の未婚率）」は、女性一四・一％、男性は二三・四％で、四人に一人は結婚しないとされている（国立社会保障・人口問題研究所調査より）。

さらに、「女性の労働力率」は二〇一五年の調査で、三五～三九歳が七二・四％、四〇～五四歳の世代は七五～七八％と高い。専業主婦よりも「働く女性」、つまり「共働き世帯」が大多数になっている。

「パーソナル消費」という時代の追い風

このように、単独世帯、働く女性の増加によって、旧来の専業主婦が家族全員の夕食の材料をスーパーマーケットで買い回るような「ファミリー消費」は、平成に入ると少しずつ減少していった。

先述したように、一九八〇年代後半から一九九〇年代半ばの郊外型Dg.Sは、アメリカの近隣型ショッピングセンターの真似をして、スーパーマーケットの隣にDg.Sを出店する形式が多かった。食品はスーパーマーケットにまかせ、Dg.Sは医薬品、化粧品、日用雑貨などの「非食品」主体の売場づくりを行うことで、二つの業態は棲み分けていた。

しかし、Dg.Sが食品も取り扱うようになったことで、スーパーマーケットと競合するようになり、近隣型ショッピングセンターの外に出た「単独出店」が増えていった。

二〇〇〇年代半ばに、近隣型ショッピングセンターに出店しているにもかかわらず、食品売場を思いきり広く取っていた「クスリのアオキ」と、隣のスーパーマーケットを同時に見学したところ、「クスリのアオキ」の客数のほうが多くて驚いたことがある。

二人暮らしの高齢夫婦であれば、材料を買って調理しても一日では食べきれない。Dg.Sで販売している冷凍食品や日配品、加工食品で済ます食事のほうが、「日常」になったのだと感じた。

単独世帯が増えたことで、最近のスーパーマーケットの新店では、入口を入ると青果→精肉→鮮魚→惣菜と並ぶスーパーマーケットの基本レイアウトの順番を変えて、入口すぐの位置に「惣菜」を配置する店が登場している。最初に惣菜売場でトンカツなどの主菜を決めてから買物をスタートしたほうが、単独世帯の購買行動には合っているからだろう。

高まる「美容と健康」のニーズ

パーソナル消費のもう一つの大きな変化は、健康でいたい、美しくあり続けたいという個人の「生活向上」に関する欲求と市場が、一九九〇年代に入って非常に大きくなったことである。

たとえば、シャンプーなどの「ヘアケア」売場は、日本型GMSが急成長した一九七〇〜一九八〇年代前半であれば、幅九〇㎝の棚一本で売場として十分だった。シャンプーのブランド数も少なく、家庭の風呂場にはシャンプーは一本だけであり、それを家族全員で使っていた。まさにファミリー消費の典型である。

しかし、一九九〇年代に入ると消費者のパーソナルな欲求が強くなり、その変化に対応するようにメーカーはブランドの種類をどんどん増やしていった。メーカーのマーケティング担当者は「セグメント」という言葉を好んで使うが、細分化した消費者個別のニーズに対応した新商品が毎年のように登場した。

ヘアケアだけでも、「ダメージケア」「ボリュームアップ」「スカルプケア」「ノンシリコン」「ヘアカラーリンス」など、セグメントを細分化することで、ブランド数、品目数とも増えていった。

すると一九八〇年代前半は棚一～二本で十分だったヘアケア売場は、比較にならないほど広くなり、最近のDg.Sのヘアケア売場は最大で棚一四本もある。そして、現代の家庭の風呂場には母用、父用、子ども用と複数のシャンプーが置かれるようになり、個人の好みでシャンプーを使い分けることが珍しくない時代になった。

歯磨き粉などの「オーラルケア用品」も、品目数が増えてパーソナル化していった代表的なカテゴリーである。現在でもスーパーマーケットのオーラルケア用品売場は、棚一～二本程度と絞り込まれている。一方、Dg.Sは「歯周病」「美白」「高機能商品」「マウスウォッシュ」「歯間掃除」「入れ歯」「電動歯ブラシ」など、フルラインで品揃えしており、郊外の大型Dg.Sになると棚一一～一二本ぶんも取った広い売場であることも珍しくない。

オーラルケアは、老若男女問わず重要なので客層が広く、歯磨きは毎日するため使用頻度も購買頻度も高い。買上率も高いので、小商圏で固定客に繰り返し来店してもらうための「戦略カテゴリー」として、多くのDg.Sが強化している。

ある調査によれば、オーラルケア用品の業態別購入率において、Dg.Sがダントツで七〇%ものシェアを取っている。消費者の一〇人中七人は、Dg.Sでオーラルケア用品を購入しているわけだ。まさにDg.Sという業態は、パーソナル消費の受け皿なのである。

Dg.Sは、健康でいたい、美しくあり続けたいというニーズの総称である「ヘルス&ビューティケア」という生活概念をメインターゲットとしている。他の業態が成長した一九七〇年代～一九八〇年代半ばまでは、ヘルス&ビューティケアに代表されるパーソナルな消費が育っておらず、現在のような大きな売場を埋める商品も存在しなかった。メーカーがセグメントを細分化し、パーソナルケア商品を大量につくる一九九〇年代まで待たなければ、本格的なDg.Sの業態開発はできなかったわけである。

日本はこれから「人口減少」「超高齢社会」に突入し、胃袋（食べる量）の数も容量も少なくなる。しかし、Dg.Sがターゲットにしている健康でいたい、美しくあり続けたいという根源的な欲求に応えるヘルス&ビューティケア市場は、人口減少時代でも成長する数少ないマーケットであろう。

二　第二次ドラッグストア成長期（九〇年代半ば～〇〇年代末）

大店法の緩和により競争環境が激変

一九九〇年代前半、筆者は一五〇坪Dg.Sを展開する薬局・薬店の経営者たちと多くの交流があった。当時の薬局・薬店の経営者たちは、若くてエネルギッシュであり、日本型Dg.Sという新しい業態を日本で成立させるのだという熱い情熱に満ちあふれていた。「Dg.S研究会」などの経営者の集まりも多く存在し、経営者同士が一緒にアメリカ視察に行って、ウォルグリーンなどの最新店の完全コピーなどを行った。ときには、リーダー格の経営者の自宅に集まり、日本型Dg.Sの夢について朝まで討論したこともあった。

すでに述べたように、第一次のDg.Sづくりの主役は、この「一五〇坪型Dg.S」だった。当時の一五〇坪Dg.Sは、在庫投資五〇〇〇万円＋設備投資五〇〇〇万円（合計一億円）という軽い新規出店投資で店数を増やしていた。競争相手もあまりいなかったので収益性も高く、当時の一五〇坪Dg.Sの経営者たちは大いに儲かっていた。

しかし、そうした経営者の多くは、その後M&Aなどで会社を売却したり、廃業したりしてしまう。つまり、大店法時代に成長した初期の一五〇坪Dg.Sの多くは、第二次成長期の波には乗ることができなかったのである。

それは、一九九九年に「大店法」が廃止されたことによって、競争環境が大きく変わったことが最大の原因である。大店法の緩和が進むにつれて、一五〇坪を超える二〇〇坪や三〇〇坪の店舗を構える大型化の動きが起こった。

当時、ある一五〇坪Dg.Sの経営者に「最近何社かが挑戦している三〇〇坪Dg.Sの業態開発をどう思いますか？」と質問したところ、「一五〇坪型がもっとも収益性が高い。無理に大型化する必要はない」という答えだった。しかし、現状に満足して挑戦しなかったDg.Sと、果敢に大型化に挑戦したDg.Sとの、その後の明暗は明確に分かれた。

もっともわかりやすい事例を紹介しよう。一九九〇年代半ばまでの第一次成長時代に、九州では「ドラッグイレブン（現在はツルハHDグループ傘下）」や「ミドリ薬品（現在はマツモトキヨシグループ傘下）」という地元のDg.S企業が、一五〇坪以下の売場面積のDg.Sを、九州で最初にチェーン展開していた。筆者の記憶が正しければ、全盛期には上記の二社だけで、九州全域に一〇〇店以上も店舗展開していたはずだ。

一方で、当時の食品強化型スーパー・ドラッグストアづくりをリードしていたカワチ薬品に影響を受けた「コスモス薬品」は、一九九九年に初の三〇〇坪型店舗「日向店（宮崎県）」を開店している。くしくも一九九九年は、大店法が廃止された年である。

その後、コスモス薬品は三〇〇坪型スーパー・ドラッグストアを九州全域で多店舗化していった。イレブンやミドリ薬品が売場面積一五〇坪以下・駐車場七～八台の店舗だったのに対して、コスモス薬品は売場面積三〇〇坪・駐車場は三〇～五〇台もあった。この個店同士の戦いに敗れた二社は、後発の三〇〇坪型Dg.Sに、「オセロゲーム」のようにシェアを奪われてしまった。大店法の廃止によって、Dg.Sにも第一次の「ゲームチェンジ」が起こったのである。

このように大店法が廃止されてから二〇〇九年ごろまでの一〇年間を、「第二次ドラッグストア成長期」と呼ぶことにする。

アメリカの経営学者である故・クレイトン・クリステンセンの名著『イノベーションのジレンマ』によれば、ビジネスモデルが通用する期間は二〇～三〇年程度という。もっとも儲かっている時期に新しいビジネスモデルに挑戦しなければ、必ず衰退の道をたどる。

しかし、多くの企業は儲かっている時期に、すぐに儲けが出ない新しい挑戦をやりたがらない。

その点、長く続く企業は既存のビジネスモデルが絶好調の時期に、必ず新しいビジネスモデルに挑戦しているという。写真フイルム大手の「コダック」が倒産し、同業の「富士フイルム」がビジネスモデルを乗り換えて生き残っているのは、まさに新たな挑戦の重要性がわかる典型的な事例である。

スーパーストア化によるオセロゲーム

その時代における標準店舗より面積が二倍以上ある店を開発することを、チェーンストアの用語では「スーパーストア化」という。スーパーストア化によるオセロゲームの歴史は、アメリカの小売業の歴史でも見ることができる。

現在はアメリカ最大のホームセンター企業である「ホームデポ」は、実はアメリカのホームセンター業界ではもっとも後から創業した企業である。一九八〇年代までにアメリカ各地には、ローカルホームセンターが何社も存在していた。

一九七八年に創業し、一九八〇年代半ばから台頭したホームデポは、当時旋風を巻き起こしていたカテゴリーキラーに大きな影響を受けて新業態を開発した。既存のホームセンターの二倍以上となる売場面積へとスーパーストア化し、コストコのようなカテゴリーキラーを参考にした、倉庫型の大型店を開店した。

現在のコストコのように、フォークリフトを用いて「パレット」単位で補充・陳列するローコストオペレーションの手法も、ホームセンターに導入した。そして、四〇%程度と値入率が高かった既存のホームセンターに対し、値入率を半分程度に下げ、圧倒的な安さでの商品販売を実現した。その結果、後発のホームデポに既存のホームセンターは売上高を奪われ、当時のローカルホームセンターはほとんど姿を消すことになった。

アメリカからの外圧で大店法が廃止される

現在のDg.S企業の多くは、大店法廃止後の一九九九年以降に本格的なチェーン展開を開始している。大店法が廃止された大きな原因は、日本市場の開放を求めるアメリカからの外圧だった。一九八九年に設立されたばかりの「日本トイザらス」は、日本進出一号店として新潟県に出店を計画していたが、「黒船」への地元商店街の反対によって出店が凍結されていた。そこで、一九九一年一二月に、茨城県荒川沖に一号店「トイザらス荒川沖店」を開店している。

こうしたトイザらスに代表されるアメリカからの外圧によって、一九九一年ごろから大店法の運用が大幅に緩和され、各地で大型ショッピングセンターなどが開発されるようになった。

もともと大店法は、商店街の商店を保護するために制定された法律であった。しかし実際には、大店法の規制が強くなる以前に開店していた、日本型GMSなどの大型店の「既得権益」を守るための法律でもあった。大店法の緩和と廃止で、商店街の「シャッター通り化」が進んだ一方で、皮肉なことに、既得権に守られていた日本型GMSの業績も悪化していくことになった。

化粧品、医薬品の再販制度が撤廃

先に法律・競争環境の変化が、新業態開発の大きなきっかけになると述べたが、大店法だけでなく、主力商品である医薬品と化粧品が、定価販売が条件の「再販制度」に守られていたことも、Dg.Sの成長が遅かった理由の一つである。

昭和の薬局・薬店は規制に守られていたために、無理をして企業規模を大きくする必要がなかったのではないかと推測できる。主力の医薬品と化粧品が「再販制度」の法律に守られて、価格が高値安定したことも、薬局・薬店の経営をある意味で守っていたといえよう。

当時の薬局・薬店の規制には、近接して店を開店できない「距離制限」もあった。今では競合する繁盛店の近くを狙って新規出店するというのは、出店戦略のセオリーとなっているが、当時は競合の薬局・薬店のすぐ近くに開店する出店の自由は制限されていた。

また、医薬品は「資格者」しか販売できない、というある種の参入障壁にも守られていた。当然ではあるが、副作用のリスクがある医薬品の販売規制は現在も続いている。当時の「薬局」は薬剤師の資格が必要であり、「薬店」は薬種商（現在の登録販売者）の資格を持つ人間がいないと店を開けることができなかった。たとえば「ツルハドラッグ」は、薬種商の資格取得を社内で奨励し、教育も行い、資格を持つ店長を増やすことで多店舗展開を開始している。

一方、スーパーマーケットやGMSは、言葉は悪いが、免許を持つ資格者の確保が面倒だったこともあり、自社の大型店舗に薬局・薬店をテナントで入居させていた。つまり、薬局・薬店と大型小売業は、自然と棲み分けることができていたのである。

こういう免許制度に守られていた状況は、「酒販店」とよく似ている。昔の商店街の酒屋は、「酒免許を取得すれば一生安泰」といわれていた。それが、一九八九年に「酒類販売免許制度」の大幅な規制緩和が進んだことで、酒の安売りを仕掛けた「酒ディスカウンター」という新業態の大量出店が始まり、酒販店のシェアを一気に奪っていった。その結果、酒販店の数はどんどん少なくなり、酒ディスカウンターかコンビニのフランチャイジー（加盟店）に転身する酒販店が続出した。

今では、かつて商店街で一番の名士だった酒販店の存在を見る機会も少なくなり、多くはコンビニに商売替えしている。また、一時期は大成長した酒ディスカウンターも、どの業態でも酒を安く販売できるようになったことで、現在はほとんど姿を消してしまった。

さまざまな規制に守られていた薬局・薬店がDg.Sに転換するきっかけは、「規制緩和」の流れによって加速したことは間違いない。

「安売り」がDg.Sを急成長させた

戦後の再販制度の施行については、資生堂などの大手化粧品メーカーの働きによるところが大きかった。再販制度の誕生前、戦後間もないころは、化粧品の乱売合戦（安売り競争）が激化し、経営が苦しくなって廃業する小売店が続出していた。しかも、安売りによって利益の減ったメーカーが、化粧品の製造原価を安くした「粗悪品」を流通させ、皮膚がただれるなどの健康被害が発生し、大きな社会問題になった。

安売り合戦では小売店もメーカーも、そして消費者も誰も得をしない。定価販売を守って、品質の良い商品を適正価格で販売することが、当時の再販制度の目的だった。その後、価格を高く維持することは消費者の利益に反すると、化粧品メーカーがマスコミに叩かれた時期もあったが、戦後の混乱期における再販制度の導入は、一定の正当性があったと筆者は考えている。

そこから一九八〇年代後半～一九九〇年代に入ると、再販制度見直しの機運が高まっていき、一九九七年に化粧品と医薬品の再販制度が撤廃され、Dg.Sによる化粧品と医薬品の安売りが加速した。この再販制度の撤廃が、Dg.Sの第二次成長期を強力に後押ししたといえよう。

「サンドラッグ」のようなディスカウント型Dg.Sは、カウンセリング化粧品（制度化粧品ともいう）を、定価（メーカー希望価格）の二〇％引き、低価格競争の最盛期には定価の三〇％引きの安さで販売した。当時のDg.Sの店頭に行くと、「カウンセリング化粧品・

定価の○割引き」という大きなPOPが氾濫していた。

同様に医薬品も、「リポビタンD」のような人気商品を、目玉価格でチラシに掲載する安売り競争が過激化していった。なお、「オープンプライス制」の導入が進み、定価という概念がなくなったことで、「定価の○割引き」という売り方は徐々にできなくなり、現在にいたっている。

同様に、初期の食品強化型スーパー・ドラッグストアは、酒ディスカウンターよりもさらに酒類を安く売ることで集客した。あるいは、「冷凍食品・定価の五割引き」といった過激な低価格販売によって、食品の売上高を大きく増やしていった。こちらも現在は、冷凍食品も定価という概念がなくなったことで、こうしたPOP表示は基本的にはできなくなっている。

いずれにしても第一次〜第二次成長期のDg.Sは、化粧品、医薬品や酒類、冷凍食品の低価格販売によって、売上規模を拡大していったのである。新業態の勃興期には、ディスカウント（低価格販売）が成長の最大のエンジンになることは、業態の栄枯盛衰の歴史で繰り返されている。Dg.Sもまた、「安売り」によって急成長を開始したのである。

ツルハシまで置く、果敢な品揃え

Dg.Sの業態開発の歴史は、「医薬品」という商品で分類された薬局・薬店（業種店）から脱却し、生活や買物で分類される「業態」化の歴史でもある。しかし、Dg.S第一次成長期の主役だった一五〇坪Dg.Sは、薬局・薬店における既存の「取引先（卸売業）」の延長線で商売しても、なんとか売場を商品で埋めることのできた規模ではなかったかと筆者は考えている。

一五〇坪Dg.Sは、医薬品を主力としながら、化粧品、日用雑貨などの品揃えを増やしたが、一五〇坪程度の売場であれば、すでに取引のある仕入れ先に頼めば、なんとか商品を揃えることができた。

しかし、三〇〇坪Dg.Sを実現するためには、それまでまったく取引のない、Dg.Sのことなど知らない新規取引先を開拓しなければならなかった。当時はDg.S企業の規模も小さく、Dg.Sという業態の知名度も低かった。

一九九〇年代後半のDg.Sの経営者は、三〇〇坪型をつくるために、面識のない異業種の卸売業者に頭を下げて訪問し、新規取引先を一生懸命に開拓していた。食品の卸売業からは「Dg.Sで食品なんか売れないですよ」と言われ、家庭用品の卸売業からも、「Dg.S

でフライパンなんか売れるんですか？」と怪訝（けげん）そうに言われたこともあった。

しかし、それでも頭を下げて説得し、新規取引を始めていった。「売らないと取引が継続できなくなる」と考えた当時のDg.Sの経営者や幹部は、必死で売り方を開発し、店頭で商品を育成してきた。そして、「意外と売れるんですね」という取引先の信頼を獲得し、その積み重ねの上に現在の繁栄があるのだ。つまり、Dg.Sの業態開発の歴史は、新規カテゴリーを増やしていく歴史でもある。

「クスリのアオキ」の青木保外志（やすとし）最高顧問（当時は専務）を、一九九〇年代半ばに取材した。まだ大店法廃止前の時期であったが、当時のクスリのアオキは、新しいカテゴリーの導入に意欲的に挑戦していた。

当時取材した店舗には、食品、鍋やフライパンから、カーテン、下着まで販売されていたことを鮮明に覚えている。「食品や鍋はまだわかるが、さすがにカーテンは売れないだろう」と内心思ったものだが、当時のDg.S経営者の多くは、大まじめだった。果敢に挑戦するクスリのアオキの精神は、現社長の青木宏憲（ひろのり）氏にも受け継がれており、同社は現在「生鮮食品」を豊富に取り揃えた新業態に挑戦している。

また、一九九〇年代の半ばごろ、長野県の閉店したホームセンターに居抜きで開店した、売場面積約四〇〇坪のスーパー・ドラッグストアの売場には、「ツルハシ」がフルラインで陳列されていて衝撃を受けた。

ご存知のようにツルハシの用途は、コンクリートを砕いてほじくり返すことである。しかも驚くことに、替えの頭部もすべてのサイズで品揃えしていた。一家に一本常備しているわけではないツルハシを、一体誰が買うのだろうかと不思議に思ったものだ。

その店のことを「ツルハシドラッグ」と命名して、しばらく講演のネタにさせてもらったものだ。しかし、振り返れば笑い話であるようなこうした無謀な挑戦の数々が、Dg.Sという新業態をつくったといっても過言ではない。

「三〇店舗の壁」を越えられなかった企業も

一九九〇年代前半に、全国で雨後の筍のように誕生したDg.S志向企業経営者たちの中には、その後に会社を売却するなどして、現在では第一線を退いている人が多い。志半ばで挫折した理由は、「一五〇坪の壁」を越えられなかったことと、「三〇店舗の壁」を越えられなかったことの二つである。

「三〇店舗の壁」とは、天才的な創業経営者であっても、一人で管理できる店舗数は三〇店までが限界であるという理論だ。

チェーンストアは三〇店を超える段階で、組織開発を行い、商品部と店舗運営部の分業体制を整える必要がある。また、一〇店前後を管理する「ミニ経営者」であるスーパーバイザー（エリアマネジャー）などの経営者の分身をつくることができなければ、三〇店を超えて店数を増やすとサービスレベルが低下し、業績が徐々に悪化していくという歴史の教訓がある。

残念ながら当時のDg.S経営者の多くは、「三〇店舗の壁」を越えることができずに業績を悪化させていった。

一方、「三〇店舗の壁」を突破したDg.S企業は、経営者の分身である「経営管理者」の育成のための教育投資を惜しまなかった。二〇〇〇年代前半に取材した「クスリのアオキ」の青木保外志氏は、幹部教育の重要性を次のように説明してくれた。

「大卒採用を開始して重要視したことは、『現場』と『数値』の両方がわかる『経営管理者』を育成することです。小売業の人材ですから、まずは店内作業をマスターし、現場のリアリティのわかる人材を育成しなければなりません。頭でっかちの数値管理だけができる人材では、経営判断を間違えてしまいます。しかし、現場の叩き上げだけでもダメです。

現場と数値の両方がわかるバランスの取れた経営管理者を何人育成できるかが、次世代の『クスリのアオキ』の成長を決定すると思います」

当時、多くのDg.S経営者は、「人材＝人財」という表現を好んで使っていた。三〇店舗の壁を越えて大きくなった企業は、間違いなく人財開発に多くの投資をしてきた企業である。

「資本増強」の有無がその後の明暗を分けた

多くのDg.S志向の経営者たちは、もともと零細な個人薬局・薬店の出身であり、潤沢な資本があったわけではなかった。それでも、時流に乗って一号店が繁盛し、二号店、三号店と多店舗化する過程で、資本の増強（増資）を行ったかどうかが、その後の成長の明暗を分けた。

個人商店が企業化し、多店舗展開するためには、「資本戦略」が非常に重要である。未上場企業の場合、経営者の給料を資本増強に充てる以外に資本金を増やす手段はない。一号店、二号店は成功したが、その後に成長できなかったDg.S企業の多くは、経営者の給料を資本増強に充てることをしなかった。それが成長できなかった原因の一つであると筆者は考える。

　個人の成功であればそれでもいいのだが、企業としてチェーン展開するためには、資本増強は不可欠な財務戦略だ。売上高が三〇〇億円もあるのに、資本金が一〇〇〇万円しかないといった歪（いびつ）な資本構造のDg.S企業が、第一次成長期終盤である一九九〇年代前半には存在していた。

　一方、一九九〇年代半ばから大きく成長したDg.S企業は、零細な時代から「資本戦略」に取り組んでいる。

　たとえば「スギ薬局（現スギHD）」も、明確な資本戦略を実行したDg.S企業の一社である。スギ薬局は、一九七六年一二月に、愛知県西尾市下町に一号店（売場面積一六坪、駐車台数三台）を開店した。薬剤師の杉浦広一（ひろかず）氏（現会長）と、同じく薬剤師の杉浦昭子氏（現相談役）の夫婦が個人で創業して事業をスタートした。

　その後、一九八二年三月に「株式会社スギ薬局」を設立。『一人のために、地域とともに』という杉浦昭子（あきこ）氏の著書の中に、創業期における資本増強に関して以下のような記述がある。

杉浦（広一社長・当時）は、本を読んだり、先輩や証券会社にアドバイスをもらったりしながら、資本政策など経営戦略をしっかり考えていました。給料も生活費に使う分以外は全部貯蓄し資本金を捻出。私（昭子副社長・当時）の通帳からも相当額を資本金にすると、ある日突然言われて驚きましたが杉浦を信じて従いました。そろそろ多店舗展開を考えるタイミングとなっていたのです。（中略）

会社優先のため自分たちの生活費が不足する状態も珍しくありませんでした。半月ごとに手渡される二万五〇〇〇円がすべてで、食費や電気、水道・ガス代など全部をそれで賄（まかな）い、残りをコツコツと貯めながら、二号店の商機をうかがっていたのです。

一店しかない創業期から、経営者の給料を資本増強に充てていたことがわかる。その後、資本金を多店舗展開の投資に回し、一九九二年にはDg.Sのプロトタイプ一号店の一五〇坪型「吉良店（六号店、一五〇坪。調剤併設型）」を開店するなど、順調に規模を拡大し、一九九五年には二〇店舗まで店数を増やしている。

一九九五年のマツモトキヨシの店舗数が二一六店舗（年商一〇一七億七八〇〇万円）で

あったので、当時はスギ薬局とマツモトキヨシでは、店舗数も売上高も大きな開きがあったが、その後、スギ薬局は大量出店を開始し、一四年後の二〇〇九年には、スギ薬局の店舗数は六七二店、売上高は二七二一億九七〇〇万円と大きく成長している。

二〇〇九年におけるスギ薬局の売上高は、当時ダントツだったマツモトキヨシの売上高三九二二億六八〇〇万円に次ぐ、Dg.S企業第二位の売上高に達している。つまり、一九九五年から二〇〇九年の「第二次Dg.S成長期」に、もっとも売上高を増やした企業はスギ薬局であったといえよう。

スギ薬局に限らず、小規模な商店でありながらも店舗数を増やすことのできたDg.S企業の経営者は、創業期に無駄遣いをせず、経営者の給料を貯蓄して資本増強に充てている。もっといえば「増資戦略」を経営戦略の中核と考えて、毎年計画的に増資を行って資本を増強していった。「ツルハ」「クスリのアオキ」「ウエルシア」でも、同様のエピソードを聞いたことがある。つまり、個人の儲けよりも、会社の成長を優先したわけである。そうでなければ、零細商店が巨大な上場企業になることはできなかっただろう。

筆者も零細企業を経営しているので、「自分が人生をかけてつくった会社の金を自分のために使って何が悪い」という考え方は、正直なところ理解できる。昔の八百屋の旦那が、現金の入ったカゴから今日の飲み代を取って飲みに行くという小噺にも、激しく共感できる。

しかし、Dg.S「国盗り物語」三〇年程度の歴史を見ても、個人の儲けよりも会社の成長を優先した経営者が、その後の企業としての成功をつかんでいる。歴史に記録された教訓を学ぶことは、未来の判断を誤らないためにも必要なのだろう。

投資回収の早いビジネスモデル

一九九九年の大店法廃止後の第二次成長期には、郊外立地には三〇〇坪以上の大型Dg.Sも登場するようになっていった。医薬品だけを取り扱う「薬局・薬店」から脱却し、化粧品、医薬品、日用雑貨、そして食品までを総合的に品揃えする、小商圏の「生活ストア」として成長してきた。

この時期の日本は、「バブル経済崩壊」の真っただ中であった。一九九七年には「山一證券」が経営破綻している。Dg.Sの業界団体である「日本チェーンドラッグストア協会（略称JACDS）」が設立されたのは、一九九九年のことである。

平成バブルが崩壊してからの一九九〇年代末期（平成前期）～二〇〇〇年代前半（平成

中期）は、戦後の高度経済成長とともに大成長を遂げた日本型GMSのダイエー（二〇〇四年に産業再生法適用）やマイカル（二〇〇一年九月に経営破綻）が、それぞれ経営破綻した時代でもある。

まさに昭和における小売業の王様だったGMSが急速に衰退していった時代が、バブル崩壊後の平成前期〜中期だった。そして、小売業の主役が交代するかのように、Dg.Sの第二次成長期が始まったのである。

山一證券が経営破綻した一九九七年ごろ、日本の小売業の総売上高は一四五兆円を超え、一つのピークを迎えていた（商業動態統計より）。しかし、その後の二〇年は、減少から横ばいといったところで、市場規模は拡大していない。つまり、日本の小売業の高度経済成長が終わり、右肩下がり時代が始まったのが、この時期なのだ。

給料も売上もどんどん増えた昭和の大手小売業は、「巨艦主義」「売上至上主義」だった。当時のダイエーやマイカルは、土地が値上がりし、売上も右肩上がりに伸びていた時代に、土地を担保に巨額の借り入れを行って、巨艦店舗を続々と開店していった。右肩上がり時代には、多少無理な投資をしても人口も売上も増えるので、「いつかは売上が増えて投資回収できるさ」という楽観的な経営だったといっていい。

戦後の小売業をリードしたダイエーの創業者である故・中内㓛氏の口癖だった「売上がすべてを癒す」という言葉は、右肩上がり時代の経営の価値観を象徴している。しかし、バブル崩壊によって「土地の価格も売上高も下がる時代」に突入した。

一方、Dg.Sはこうした小売業と異なり、もともと「少ない投資を短期間で回収する」というビジネスモデルだった。

Dg.S勃興期である一九九〇年代前半の一五〇坪Dg.S経営者は、「商品代金と土地・建物を合わせて初期投資一億円。一年目で三億円売って初期投資が三回転し、開店三年で初期投資を回収する」という非常に投資回収の早い経営を実践していた。

それに対して、一九八九年に四〇〇億円を投じて開発された「マイカル本牧（現イオン本牧店）」という超大型ショッピングセンターは、投資回収期間として一〇〇年後という試算を出していた。当時専門誌の記者だった筆者は、それを見て腰を抜かしそうなほど驚いたことを鮮明に覚えている。今では誰でも無謀な投資と思うだろうが、バブル経済に浮かれていた昭和末期には、同様なプロジェクトがいくつも実行されていた。

また、昭和時代の小売業が、土地の値段は上がり続けると信じる「土地神話経営」をしていたのに対し、Dg.Sは土地・建物を自己所有する割合は低く、基本的には家賃を支払って出店する方法によって大量出店していた。

土地・建物を自己所有しないので、大量出店が容易であると同時に、不採算店の閉店も比較的容易にできた。日本型GMSが長期低迷している理由の一つに、不動産の長期契約に縛られて、そう簡単に閉店できないことがある。Dg.Sは、不動産の長期契約に縛られず、スクラップ&ビルドがしやすい「柔軟性のある経営体質」だったといえる。

「投資に対するリターン」という企業の収益性（儲け）を表す経営指標であるROA（Return On Assets、総資産対経常利益率。経常利益÷総資産×一〇〇で算出）は、一〇%を超えていれば収益性が高い（儲かっている）と評価されるが、上場Dg.S企業一四社中九社までも、ROAが一〇%を超えている。スーパーマーケットで売上最大手である「ライフコーポレーション」の二〇二〇年二月期のROAが三・〇八%と一桁であることと比較しても、Dg.Sの収益性は高い。

平成に入って右肩下がり時代になり、企業経営は「売上高」よりも「ROA」が重視されるようになっていった。まさにDg.Sは右肩下がり時代の経営の申し子だったことがわかる。

「小商圏・ドミナント出店」という時代に合った戦略

Dg.Sが右肩下がり時代に成長できた理由として、「小商圏のドミナント出店」という戦略の側面もある。ドミナント出店（戦略）とは、エリアを絞って同一地域に、集中的に出店するチェーンストア戦略を指す。

大量出店を開始したDg.Sは、まずは小商圏立地で成り立つ便利な店を目指し、便利な店になるために、医薬品だけでなく、化粧品、日用雑貨、さらには食品と、積極的に取扱商品を拡大した。取扱商品を増やすことによってDg.Sでの「買物目的」が増え、消費者の来店頻度が高まり、一世帯当たりの支出金額も増えて、少ない人口でも成立する「便利な店」になったのだ。

先述したように、初期の食品強化型Dg.Sの中にも、食品の安売りによって広域集客し、繁盛店をつくった企業も存在したが、この大商圏型の店舗は結果として店数を増やすことができなかった。

そこで、一店舗で何十億円も売るような繁盛店を目指さず、一定の売上に達したら近隣に店舗を出店し、自社競合によって意図的に一店舗の売上を下げるドミナント（高密度）出店を進めた。

二〇〇〇年代初期に、コスモス薬品の店舗を訪問したことがある。当時の宇野正晃（まさてる）社長（現会長）は、人口約四万人の宮崎県日南市に三〇〇坪型のDg.Sを開店し、繁盛させていた。するとコスモス薬品は、すぐに同一商圏内に二号店を開店し、二店が集まることで商圏が広がり、二店ともに繁盛した。

さらに同一商圏に三号店を開店し、一店当たりの商圏人口を一万数千人にまで減少させた。「もうこれで終わりかな」と思っていたところ、その後、四号店も出店して驚いたことを今でも覚えている。

とくに郊外型のDg.Sは、商圏が重なるような高密度の「ドミナント出店」を徹底した。日本型GMSのように、一店一店の売上高はそれほど大きくはなかったが、商圏内に大量出店した「店舗群」の市場占拠率を高めることを重視した。一店舗の売上高よりも店舗群の「地域内シェア率」に重きを置いたことが、驚くほどの大量出店を可能にしたといえよう。現在、Dg.Sの一店舗当たりの商圏人口は、平均一万人を切っている。

一方、Dg.S勃興期に小売業の王様だったダイエーやイトーヨーカ堂などの「日本型GMS」には、一店舗で一〇〇億円以上も売る繁盛店がいくつも存在していた。

しかし、広域商圏の日本型GMSは、一店舗当たりの売上高は大きいが、商品カテゴリーごとの「商圏内の買物シェア率」は意外なくらい低かった。たとえば、当時の日本型GMSにおける「シャンプー」の商圏内シェア率を計算したことがあるが、わずか五％程度だった。

シェア率五％という意味は、商圏内に住む消費者一〇〇人のうち五人しか、そのGMSでシャンプーを買わないという意味である。薄いシェア率を広域商圏からかき集めて、大きな売上高を実現している繁盛店は、主に「近くて便利」という理由で、後から出てきた小商圏店舗に売上を奪われることになる。これは日米に共通する業態の栄枯盛衰の歴史でもある。

Dg.Sは、日本型GMSや総合ディスカウントストアのような大商圏の繁盛店を取り囲むようにドミナント出店し、カテゴリー単位で薄皮を剥(は)がすように繁盛店の売上高を奪っていったのだ。

「販売キャッシュフロー」を生かした大量出店

ここまで見てきたように、日本のDg.S企業の大半は、薬局・薬店からの転身組である。つまり、もともとは商店の個人経営であり、莫大な資本があったわけではなかった。では、零細資本でありながら、大量出店できたのはなぜなのだろうか。

もっとも大きな理由は、「商品在庫日数（商品が現金に換わる日数）」と「支払いサイト（取引先に仕入れ代金を支払う平均日数）」の差である「販売キャッシュフロー（回転差資金）」を最大限に活用したことだ。

薬局・薬店業界は、製薬メーカーの力が強く、零細な薬局・薬店の経営をサポートするという意味で、医薬品の支払いサイトが非常に長いという商慣行があった。つまり、初期のDg.Sは、食品や日用雑貨を安売りして高速回転で現金化した。そして、支払いサイトの長い医薬品メーカーに仕入れ代金を支払う前に、プールされた現金を次の出店投資に回すことで、零細資本でも多店舗展開を行うことができたのである。

この「販売キャッシュフロー」という方法は、Dg.S独特のものではなく、戦後に生まれたチェーンストアのほとんどが採用した経営手法である。販売キャッシュフローとは、零細資本の小売企業が、短期間で大量出店するための「錬金術」のようなものであった。

零細資本だった薬局・薬店からDg.Sに挑戦し、右肩下がり時代に成長したDg.S経営者は、他の業界の経営者よりも「キャッシュフロー意識」が高かったように思う。

あるDg.Sの経営者は、一〇坪の薬局時代に、胃腸薬の棚に陳列している商品の二割しか現物を入れておらず、八割は空箱で陳列していた。「空箱の商品を買いに来たらどうするのですか?」と、その経営者に質問したところ、「二・八の法則で、売れ筋の二割だけを在庫していれば、ほとんど困りません。たまに八割の死に筋商品(空箱)を買いに来られるお客様もいますが、少々お待ちくださいと言って近所の薬局に同じ商品を買いに行き、儲けなしで販売していました」という答えが返ってきた。

儲けゼロになったとしても、死に筋商品を大量に在庫として置き、資金繰り(キャッシュフロー)が悪化するよりはいいという考え方であり、まさにキャッシュフロー経営の原点であったと思う。

ちなみに、世界最大の小売企業であるウォルマートの在庫に関する目標は、「取引先に仕入れ代金を支払う前に商品を売って現金に換えること(The Goal is to sell merchandise before it is paid for)」とされている。販売キャッシュフローに対する考えが徹底している。規模の大小、洋の東西を問わず、小売業のキャッシュフローに関する原理原則は共通しているのだ。

三 第三次ドラッグストア成長期(〇〇年代末~現在)

平成最後の一一年間で驚異の成長

「投資回収の早い店舗開発」「小商圏のドミナント出店」「販売キャッシュフロー(回転差資金)」によって、Dg.Sは平成中期以降に驚異的な成長を遂げた。図5は、二〇〇九年~二〇二〇年の一一年間で、主要Dg.S企業が「売上高」をどのくらい伸ばしたかを一覧にしたものである。この期間を「Dg.S第三次成長期」と呼ぶことにする。

ちなみに二〇〇九年は、前年に起こった「リーマンショック」を受けて、株価もGDPも低迷した年である。「バブル」が崩壊した一九九八年ごろから第二次成長期を迎えたように、Dg.Sは不況に強い業態であることがわかる。

図5によれば、ウエルシアHDは、なんと一一年間で四・三倍も売上高を伸ばしている。ツルハHDが三・三倍、コスモス薬品が三・九倍。中堅Dg.Sでは、クスリのアオキ

企業名	2009年売上高	2020年売上高	成長率
ウエルシアHD	198,928	868,280	4.3倍
ツルハHD	251,863	841,036	3.3倍
コスモス薬品	177,756	684,403	3.9倍
サンドラッグ	232,532	617,769	2.7倍
マツモトキヨシHD	392,268	590,593	1.5倍
スギHD	272,197	541,954	2.0倍
ココカラファイン	170,116	403,875	2.4倍
富士薬品グループ	143,495	386,030	2.7倍
クリエイトSD HD	139,932	319,588	2.3倍
クスリのアオキHD	49,421	300,173	6.1倍
カワチ薬品	233,959	270,313	1.2倍
ドラッグストアモリ	54,000	153,000	2.8倍
中部薬品	46,210	138,358	3.0倍
キリン堂HD	106,695	133,279	1.2倍
Genky DrugStores	36,925	123,603	3.3倍
薬王堂	37,519	102,017	2.7倍
サツドラHD	39,410	89,304	2.3倍
エバーグリーン廣甚	40,000	78,000	2.0倍

図5　主要Dg.Sの売上高推移（単位：100万円）

※各社の「2009年決算」「2020年決算」より作成。
※成長率の小数点2位以下は四捨五入。

が六・一倍の伸びである。二〇〇九年に約四九四億円だった売上高が、二〇二〇年には約三〇〇〇億円と、驚異的な売上成長率だ。

「クスリのアオキ」が大量出店を開始した時期に、青木宏憲社長がスキージャンプの「K点越え」の大量出店を開始すると比喩的に宣言したが、見事に「K点越え出店」をやり切ったことがわかる。

二〇〇九年の売上高一位はマツモトキヨシHD、二位はスギHDだったが、一一年後の二〇二〇年には、一位ウエルシアHD、二位ツルハHDと、「第三次成長期」の一一年間でランキングが大きく入れ替わっていることもわかる。

Genky DrugStores（以下、ゲンキー）、薬王

堂、サツドラHDといった中堅Dg.Sも、それぞれ三・二倍、二・七倍、二・四倍と売上高を大きく増やし、親会社がスーパーマーケットのバローグループである「中部薬品（店名「V・ドラッグ」）」も、一〇年間で二・八倍だ。未上場の「富士薬品（店名「セイムス」）」も二・七倍と、大手だけでなく、地域に密着した特色ある「リージョナルチェーン」までも成長したことがわかる。

ただ一方で、マツモトキヨシHD（一・五倍）、カワチ薬品（一・二倍）、キリン堂HD（一・二倍）は、この一〇年間で売上高がやや伸び悩んでいる。

二〇二〇年の売上高で、ウエルシアHDは八六八二億八〇〇〇万円、ツルハHDは八四一〇億三六〇〇万円、コスモス薬品は六八四四億三〇〇〇万円と、この三社は「一兆円企業」の大台を視野に入れている。また、経営統合を発表しているマツモトキヨシHD（売上高約五九〇〇億円）とココカラファイン（売上高約四〇〇〇億円）の売上高を合計すると、ほぼ一兆円になるので、近い将来にDg.Sの一兆円企業が複数誕生することになるだろう。

Dg.S第三次成長期は、M&Aによる規模の拡大ができたかどうかが成長に大きく影響している。とくにウエルシアHD、ツルハHDは、大量出店と同時に、志を同じくするDg.S企業との積極的なM&Aによって規模を一気に拡大した。

一方、コスモス薬品、クスリのアオキ、ゲンキー、薬王堂などは、直営店の高速出店によって、M&Aに頼らず規模を拡大してきた。

店舗数も売上高と同様に、この一〇年間で大きく伸ばしている。もっとも店舗数の多いDg.S企業はツルハHDで、グループ全体で二一七六店に達している（二〇二〇年決算時点）。同じくウエルシアHDは二〇一二店、マツモトキヨシは一七一七店となっている。日本のDg.S企業は、未上場の富士薬品も加えた八社が一〇〇〇店を超えている。

チェーンストア理論では、「四桁チェーン」になることで、国民の暮らしに貢献できる本格的な商品開発ができるといわれている。現代のDg.S企業は、巨大な「バイイングパワー」を武器に、本格的なSB（ストアブランド、小売業とメーカーの共同開発商品）、PB（プライベートブランド、小売業による独自開発商品）の開発に取り組もうとしている。

いずれにしても、平成最後の一一年間におけるDg.Sの大成長は、驚異的という言葉を使ってなんら差しつかえない。この期間は、日本型GMSは閉店ラッシュにあったし、ホームセンターも市場規模は横ばいであった。平成時代に大成長したコンビニも、セブン-イレブン、ファミリーマート、ローソン、ミニストップの大手四社による「純増店舗数（出店数-閉店数）」は、二〇一六年の一六七九店を境に鈍化し、二〇一九年の純増店舗数はわずか四〇店と、店舗数の増加に急ブレーキがかかっている。二〇二〇年は大量閉店を行っており、逆に店舗数の減少が始まっている。

一方、大手Dg.Sは二〇二〇年以降も、年間一〇〇店規模の大量出店を計画している。そう考えると、生活必需品を取り扱う総合業態の中で、唯一Dg.Sだけが成長しているといってもいいだろう。

店舗数二〇倍のビジョンを掲げた「ツルハ」

第三次成長期にもっとも売上高を増やしたDg.S企業の一社が、「ツルハHD」である。ツルハHDの前身である「鶴羽薬師堂」は一九二九年（昭和四年）、北海道旭川市に創業者の故・鶴羽勝（まさる）氏が売場面積九坪の薬局を創業したことからスタートした。

創業者の鶴羽勝氏は、店が暗くて入りづらかった当時の薬局・薬店の常識を破り、道行く人が誰でもわかるように、地域で一番大きく、背の高い目立つ看板を設置するなど、ユニークな経営を実行し、街の親切な薬店として戦中・戦後を生き残った。

戦後、京都大学医学部薬学科を卒業した鶴羽肇（はじめ）氏が二代目社長に就任し、薬局・薬店のチェーン展開を開始した。その後、一九七五年に旭川に四店舗、札幌に一店舗と店舗数

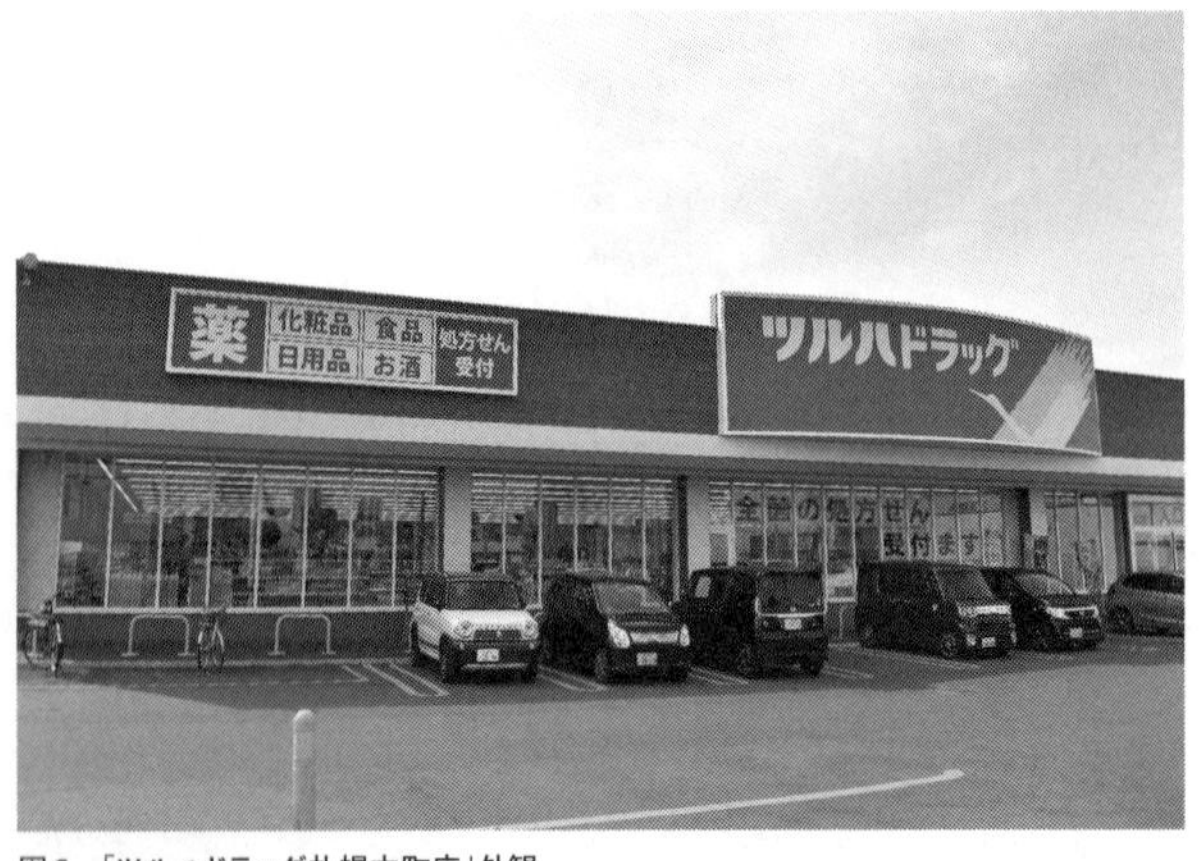

図6　「ツルハドラッグ札幌本町店」外観

を増やした。まだ店舗数が五店舗のときに、その二〇倍となる「道内一〇〇店舗」という大きな目標を掲げている。

先に述べたように、当時の「薬局」は薬剤師の資格が必要であり、「薬店」は薬種商（現在の登録販売者）の資格を持つ人間がいないと店を開けることができなかった。ツルハドラッグは、薬種商の資格を取得することを社内で奨励して教育もし、薬種商の資格を持つ店長を増やすことで、薬店の多店舗展開を行った。そして、一〇〇店舗構想発表の一四年後、一九八九年には実際に一〇〇号店を開店している。

この「二〇倍理論」は、ツルハにおけるその後の経営目標のベースになった。一九八五年に店舗数が五〇店に達した時期に、「二五年後に二〇倍の一〇〇〇店を目指す」という誰もが実現不可能と思う壮大なビジョンを掲げた。「一〇〇〇店など実現できっこない。大ぼら吹きだ」と思う人も多かったが、その二七年後の二〇一二年四月、「里塚緑ヶ丘店（札幌市）」を開店し、これが記念すべき一〇〇〇号店となった。夢を現実のものにしたのである。

実現不可能とも思える大きなビジョンを掲げ、その夢の実現に向けて邁進（まいしん）することがツルハの企業文化である。社史である『ツルハの80年』で、鶴羽肇氏は「If you can dream, you can do it（もし、あなたが本気で夢を描くことができるなら、その夢はすでに実現されたと同じである）」という言葉を残している。まさにツルハは「ビジョナリーカンパニー」なのだ。

二〇一二年に一〇〇〇店を突破したツルハは、次のビジョンとして「二五年後、全世界に二〇倍の二万店舗を目指す」と発表した。すでに出店しているタイを拠点に、ASEAN諸国へ店舗網を拡大するという新たな壮大な目標を抱いている。

現場主義の精神が快進撃を生んだ

一九九七年に、二代目社長・鶴羽肇氏の実弟である鶴羽樹（たつる）氏が三代目の代表取締役社長に就任してから、ツルハの驚異的な成長が始まった。昭和時代のツルハは、業態としての確立の機が熟しておらず、試行錯誤の連続だったが、一九九〇年代半ばから始まった第二次成長期に飛躍的な発展を遂げた。とくに一九九五年一〇月に東北一号店「幸町店（秋田県）」を開店し、第二の商勢圏に大量出店を開始したことが、ツルハの飛躍の大きなきっかけになった。

鶴羽樹社長が就任した一九九七年の店舗数は一六〇店と、一九八五年の五〇店と比較すると、思ったほど店舗数は増えていない。一九九七年当時は、とてもではないが二〇倍の一〇〇〇店の到達は不可能なように思えた。しかし、それからわずか一五年間で、一〇〇〇店を突破した。

その後、初期からの幹部である堀川政司氏が四代目の社長に就任しても快進撃は続き、遂に二〇一九年には二〇〇〇店を突破した。一〇〇〇店から二〇〇〇店になるのに要した期間は、わずか七年である。ツルハは、昭和時代の長い助走期間を経て、まるで階段を三段飛ばしで駆け上がるかのように、平成時代に爆発的な成長を遂げたDg.S企業なのだ。

鶴羽樹氏は、「現場主義」の男である。『ツルハの80年』で、鶴羽樹氏は「現在のように店舗数が多くなると、本部が企業経営を仕切っているように思いがちだが、それはまったくの錯覚である」と語っている。また、母であるヒサ子副社長（当時）から、「小売業は店あってこその小売業であり、そして店に置く商品がなくてはならない。だから店はいつもきれいにし、問屋さんを大切にし、同時に嘘をつかない、約束を守ることが大切だ」と重ねて教えられたという。

現場責任者である店長の役割については、「一つ目は、店内のさまざまな作業とルールを体得すること。二つ目は、社員との対人関係を良くすると同時に、お客様に信頼されるようになること。三つ目は、商品の陳列場所を覚え、商品知識を身につけることです」と語っている。

店舗数が増えるにつれ、一人で一〇店舗程度の経営責任を持つスーパーバイザーの役割が非常に重要になった時期に、その職務について筆者に次のように語ってくれた。

「スーパーバイザーは、店内作業のスペシャリストでなければならないと思います。たとえば、窓ガラスの掃除やレジ打ちなどの作業が、誰よりも上手でなければなりません。パートさんの掃除のやり方が間違っていたら、その場でスーパーバイザーがお手本を示して、ＯＪＴ教育（オン・ザ・ジョブ・トレーニング）ができなければならないからです。だから、店長やスーパーバイザーは、常にアップデートされていく最新の店内作業を習得し続けなければなりません。店舗を回って、店長や部下に『頑張っているか』と言うだけの激励屋のようなスーパーバイザーは必要ないと考えています」

また、どんなに忙しくても「店舗回り」を続ける現場主義の精神が、ツルハの企業文化として根付いている。筆者は、二〇年ほど前に鶴羽樹社長（当時）ほか、何人かの幹部と一緒に、函館市で店舗回りをしたことがある。

昼飯どきになって、「どこの高級レストランで食事をするのか？」と思っていたところ、地場のコンビニである「ハセガワストア」のやきとり弁当（実際は焼きトン弁当）を、幹部が割り勘で購入していた。そして、当時のスーパーバイザーの社用車である一三〇〇ccの日産NOTEの車内で、素早く弁当を食べて昼食を済ませ、午後の店舗回りを再開した。時間がもったいないので昼食はコンビニ弁当というルールは、ツルハの伝統なのだそうである。

筆者は鶴羽樹氏から、「三〇〇円均一の居酒屋がいい」「『海鮮居酒屋はなの舞』の餃子が一番美味しい」といった庶民的な好みの話を何度も聞かされたことがある。大企業の社長とは思えないような質素で庶民的で飾らない人柄が、多くの人に愛された。鶴羽樹氏の人柄の良さが、ツルハＨＤを成功に導き、平成時代の飛躍的な成長の原動力になったといってもいいだろう。

M&A戦略で一気にグループ規模拡大

ツルハHDは、積極的なM&Aによって規模を拡大した代表的なDg.S企業でもある。

ツルハは二〇〇六年に中堅Dg.Sの「くすりの福太郎（本社・千葉県鎌ケ谷市。小川久哉社長）」と資本・業務提携を結び、翌年には当時としては大型のM&Aを行った。当時から単独での成長にはこだわらず、志を同じくする企業と一緒になり、ともに歩むことによる成長を目指していた。

その後、「ウェルネス湖北（島根県）」「ハーティウォンツ（広島県）」「レデイ薬局（愛媛県）」「杏林堂薬局（静岡県）」「B&D（愛知県）」「ドラッグイレブン（福岡県）」など、地域で愛されているDg.S企業と資本・業務提携し、グループ戦略による規模の拡大を一気に進めた。

二〇一三年一一月、ツルハと広島が地盤の「ハーティウォンツ」とのM&Aの発表があった日に、広島テレビでニュース速報のテロップが流れた。広島では抜群の知名度を誇るハーティウォンツがM&Aされることが、広島県では驚きをもって報道されたわけである。地域に根差したDg.S企業とのM&Aを象徴するようなエピソードだ。

ツルハHDのグループ戦略の特徴は、地域で愛されているグループ企業の屋号（ブランド名）をそのまま残していることだ。M&Aによって規模を拡大すると同時に、ローカルで支持されているブランド名はそのまま残すという戦略は、アメリカでも見ることができる。

たとえば、アメリカ最大のスーパーマーケット企業「クローガー（Kroger）」は、M&Aを繰り返しながら規模を拡大してきたが、地域に定着しているローカルスーパーの店舗名はそのままにしている。二〇一八年に買収したシカゴの「マリアノス（Mariano's）」という店舗も店名、特徴的な売り方をともに、そのまま残している。アメリカを代表するDg.Sのウォルグリーンも、マンハッタンで愛されている「デュアンリード」の店舗名は、買収後もそのまま変更していない。

二〇二〇年六月、鶴羽樹氏の後に社長を継いだ堀川政司（まさし）氏の退任に伴い、鶴羽順（じゅん）氏が創業家の跡継ぎとして五代目の社長に就任した。グループでの売上高一兆円突破、全世界二万店構想に向けて新社長が指揮を執る体制に若返っている。

もっとも遅い時代に成長した「ウエルシア」

ウエルシアHDも、「第三次成長期」にもっとも売上高を増やしたDg.S企業の一社である。二〇〇九年の売上高一九八九億二八〇〇万円（店舗数五四二店）が、二〇二〇年には売上高八六八二億八〇〇〇万円（店舗数二〇一二店）と、大きく成長している。

ウエルシアHDの前身は、創業者の故・鈴木孝之（たかゆき）氏が一九六五年（昭和四〇年）に埼玉県春日部市に開店した「一ノ割薬局（鈴木薬局）」である。当時の年商は七〇〇〇万円弱であった。その後、一九九五年に株式会社グリーンクロスと社名変更し、同年四月に埼玉県上尾市に郊外型大型店の一号店を開店した。

一九九五年のマツモトキヨシの売上高が一〇〇〇億円を突破していたことと比較すると、Dg.Sの成長レースのスタートラインにも立っていなかった。しかし、二五年後の二〇二〇年にはマツモトキヨシの売上高を抜いて、Dg.Sの売上高日本一になっている。まさに奇跡的ともいえる急成長だったことがわかる。

急成長の原動力は合併戦略である。一九九七年に同業の株式会社コア（小関典日社長）と合併し、株式会社グリーンクロス・コアに社名変更したのが最初だ。飛躍の大きなきっかけになったのが、二〇〇〇年にジャスコ株式会社（現イオン）と業務・資本提携を行っ

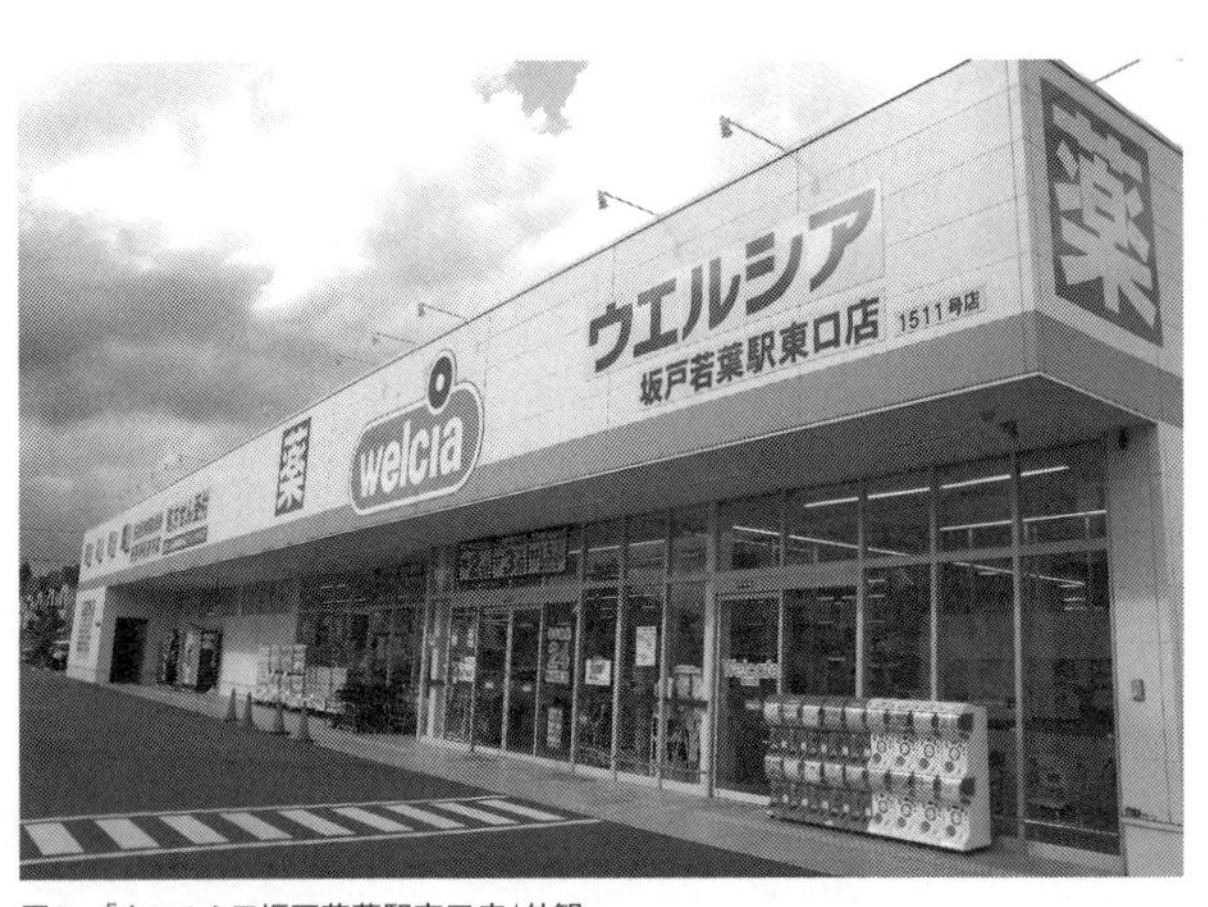

図7　「ウエルシア坂戸若葉駅東口店」外観

たことである。そこから大量出店が始まり、二〇〇一年にはジャスダック市場へ店頭公開を果たしている。

株式公開後の二〇〇二年には、現ウエルシアHD代表取締役会長の池野隆光（たかみつ）氏が社長を務めていた「株式会社池野」を吸収合併した。『運と縁に導かれて』というウエルシアHDの歩みをまとめた回顧録の中で、グリーンクロス・コアの副社長を務めることになった池野氏が、合併当時について以下のように述懐している。

ある日、「会議があるから参加してほしい」と言う。合併後初めての会議である。自分の会社（株式会社池野）より大きな組

織とあって、興味津々だった。(中略)

しかし、目の前に繰り広げられた光景は、初めて体験する不思議な会議だった。どうやら旧グリーンクロス側と、旧コア側とに分かれて座り、商品部など同じセクションの幹部同士が対面するようになっているようだった。(中略) 険悪なムードであったのだ。「幹部が不仲である」と聞いたことはあったが、これほどとは思わなかった。

「鈴木社長、おかしいですよ。出席順に並べばいいのに。これでは会議になりませんよ」。私は新参者だったが、思ったことを口にした。普通なら、新参者の言うことは否定するものだが、いきなり「そうだな。次からはバラバラに座ってやることにしよう」と、鈴木社長の鶴の一声で、次から本当にそうなった。「すごい人だな」と思った。

また、現ウエルシアHD社長の松本忠久(ただひさ)氏は、当時のことを次のように解説してくれた。

「グリーンクロス(鈴木社長)とコア(小関社長)の企業文化は、水と油のように違っていました。ローコスト・ローリターンのコアに対して、グリーンクロスはハイコスト・ハイリターンの経営でした。だから一緒になっても、幹部の仲は険悪だったのです。異なる企業の融合に悩んだ鈴木社長は、『僕はウエルシアモデル（調剤併設、カウンセリング、深夜営業、介護）に自信があるから、経営をまかせてくれないか』と小関さんに言ったそうです。すると小関さんは、『わかった』と言って、すぐに会社を辞めたのです。小関さんの決断はすごかったと思います。その決断によって、異なる企業の融合が進みましたから」

鈴木孝之氏は生前、合併した組織でもっとも重要なことは、派閥をつくらないことだと強調していた。「売上規模や経営哲学・経営方針、人材教育も異なる企業が一緒になるためには、出自が異なるスタッフが同じ目的に向かって進むことが何よりも大事です。だから絶対に派閥はつくってはならないのです」と述べていた。

合併先企業の社員を厚遇する経営哲学

その後も、「今川薬品」「いいの」などのDg.S企業との合併を繰り返しながら、企業規模を拡大してきた。二〇〇八年に北関東の有力Dg.S「寺島薬局」を吸収合併し、二〇一〇年には関西の「イレブン」を子会社化、二〇一二年に京都の「ドラッグフジイ」を吸収合併した。二〇一四年には静岡県の有力Dg.S「高田薬局」と合併している。

寺島薬局を買収した二〇〇八年、先述の池野隆光氏が寺島薬局の新社長に就任した。その際に、茨城県つくば市の寺島薬局の本社で、インタビューしたことがある。以前は、会長室、社長室があり、フロアも部門ごとに仕切られていたが、新社長になった池野氏は、真っ先に会長室と社長室をなくし、部門ごとの仕切りもすべて取り払ったという。

おそらく買収された側である寺島薬局の社員たちは、親会社から新社長が来ることに戦々恐々とし、上から目線で命令されることを覚悟していたと思う。ところが、池野氏は本社近くに賄い付きの安アパートを借りて住み、社員と同じ席に座って、毎日出社した。当時の寺島薬局の社員は驚き、感激したことだろう。

フロアの全員が見渡せる席に座った池野氏は、「とにかく寺島薬局の社員と密にコミュニケーションを取ることを最優先にしました」と言い、「吸収合併したが、われわれと君たちは同じ目標に向かって努力する仲間なのだ」ということを、社員と膝を詰めて話し合ったと述べていた。

「同じ夢を追いかける仲間」としてM&A先の社員を厚遇する経営哲学は、グリーンクロス・コアの時代につくられたものであり、それが異なる企業文化の社員を一致団結させ、強い組織をつくることにつながった。実際に、買収先の社員を絶対に差別せず、優秀な人材は積極的に登用していった。現場に降りることによって、池野氏は寺島薬局の業績をV字回復させている。

創業者の鈴木孝之氏は、地域の有力Dg.Sの経営者を訪問しては、「日本一のドラッグストアをともに目指そう」と口説き落としていた。生前の二〇一三年一月に発行した『運と縁に導かれて』の中でも、鈴木孝之氏の「僕は日本一になりたいのだ」という情熱に共感して一緒になることを選んだと、高田薬局の高田隆右(りゅうすけ)氏が述懐している。

その後、二〇一五年には、昭和初期から日本のDg.Sづくりをリードしてきた「CFSコーポレーション（旧ハックキミサワ）」をウエルシアHDが子会社化している。時代の移り変わりと栄枯盛衰を象徴するような出来事だった。

調剤併設型Dg.Sにこだわり続ける

ウエルシアHDは、薬剤師である鈴木孝之氏が、創業期から一貫して「調剤併設型Dg.S」を事業の根幹として置いており、その理想はまったくぶれなかった。当時は、調剤は手間がかかるし、薬剤師の人件費がかかるので、調剤併設に二の足を踏むDg.S企業も多かった。

しかし、二〇二〇年のウエルシアHDの調剤売上高は、一五五四億五二〇〇万円と大きく成長した。ウエルシアHDの既存店売上高成長率の高さは、調剤部門の伸び率が牽引（けんいん）している。それは、調剤薬局最大手の「アインHD」の調剤売上高二六三七億五〇〇〇万円にも迫る勢いだ。

二〇〇九年時点では、アインHDの調剤売上高約一〇〇〇億円に対して、ウエルシアHDの前身「グローウエルHD」の調剤売上高は約一二〇億円にすぎなかった。この一一年間で調剤売上高を一〇倍以上も増やしているのだ。調剤構成比の高い米国型の「調剤併設型Dg.S」に向かって、着実に歩みを進めてきたことがわかる。

第一章で、アメリカのDg.Sにおける調剤の売上構成比が七〇％超なのに対して、日本のDg.Sの調剤構成比は低いと書いた。二〇二〇年時点で、ウエルシアHDにおける調剤の売上構成比は一七・九％とまだ低いが、その比率は年々高まっている（前年の調剤構成比は一六・七％）。

次の一〇年、Dg.S成長のキャスティングボートを握るのは、調剤事業であるといっても過言ではない。いずれはアメリカ並みの調剤構成比になる可能性もある。鈴木孝之氏は先見の明があったといえよう。

鈴木孝之氏は『運と縁に導かれて』の中で、「将来的に、といっても五年以内を目標に、（調剤の）売上構成比を五〇％には持っていきたいと考えている」と述べている。薬剤師である鈴木孝之氏は、薬剤師が地域でもっとも身近な医療人として活躍するアメリカのような「調剤併設型Dg.S」の実現を夢見ていたのだろう。

鈴木孝之氏には何度か取材させてもらったことがあるが、社長室には「以差別化不戦而勝（差別化をもって戦わずして勝つ）」と書かれた額が飾られていた。Dg.Sにとって最大の差別化戦略は、「調剤の強化」であるという信念を言葉にしたものであると思う。

ウエルシアHDは、創業者の鈴木孝之氏が亡くなった後の二〇一四年一一月、イオン株式会社がTOBによって、ウエルシアHDの株式の五一％を取得し、イオンの連結子会社になっている。

イオンは前身であるジャスコの時代から、長期的な視野で「ゆるやかな連帯」というグループ戦略を進めてきた代表的な小売企業である。イオンの連結子会社になることによって、ウエルシアのM&A戦略はさらに加速するものと思われる。

イオンの二〇二〇年二月期の連結決算をもとに、「GMS」「スーパーマーケット」「ヘルス&ウエルネス（＝ウエルシアHD）」の三つの事業を小売事業として計算すると、イオンの小売事業の営業収益（≒売上高）は、七兆一七八〇億円となる。ウエルシアHDの営業収益は八八三二億円なので、約一二・三％を占めている。前年比成長率を見ても、GMSとスーパーマーケットがマイナス成長なのに対して、ウエルシアは前年比一一・二％も営業収益を増やしている（ウエルシアHDの単独決算では、売上高八六八二億八〇〇〇万円と若干数値が異なるが、誤差の範囲として併記する）。

さらに、営業利益では、ウエルシアHDは三五〇億円であり、GMS＋スーパーマーケット＋ウエルシアHDの合計営業利益高が六三一億円なので、イオンにおける小売事業の営業利益高の約五〇％超をウエルシアHDが稼いでおり、ウエルシアHDがイオングループの稼ぎ頭であることがわかる。収益性の面でも、ウエルシアHDの営業利益率は約四％と、GMSの〇・二％、スーパーマーケットの〇・六％と比較して、その高さは際立っている。

「店舗年齢」を若く保つことの重要性

Dg.S第三次成長期に大きく成長したDg.S企業の共通点の一つとして、「店舗年齢を若く維持した」ことがある。チェーンストアにとって店舗は、もっとも重要な「ブランド」

であり、ブランドは常に磨き続けなければならない。それは、メーカーが「リ・ブランディング」することで、ブランドの価値を高め続けることと同じである。

小売業の場合は、計画的に店舗年齢の古い既存店の「スクラップ&ビルド」を繰り返し、「店舗年齢」を若く保つことがリ・ブランディングとなる。店舗年齢は、古い既存店を「全面改装」もしくは「移転増床」した時点で、「ゼロ歳」に戻る。チェーンストアの場合は、店舗年齢を平均五年（歳）に維持することが原則といわれている。

一〇年ほど前、アメリカのDg.Sウォルグリーンの店舗数が五〇〇〇店舗前後の時代に、ウォルグリーンのシカゴ本社で「店舗年齢は平均何年ですか?」と質問したところ、「五年です」と即座に回答されたことを鮮明に覚えている。

ツルハHDの場合、M&A先の企業のスクラップ&ビルドに投資することで、グループ企業の店舗年齢を若くし、既存店の売上高を改善することを重視した。約三年前に当時社長だった堀川政司氏にツルハグループの店舗年齢を聞いたところ、「六・六年」という回答があった。すでにグループで二〇〇〇店を突破した時期にもかかわらず、店舗年齢を若く維持しているのはすごいと思ったものである。

ツルハHDは第三次成長期、一〇〇〇店近く新規出店していると同時に、毎年コンスタントに三〇店程度閉店しており、スクラップ&ビルドと新規出店（M&A含む）の両面で開発予算を立てていることがわかる。

ウエルシアHDも、合併企業の店舗を「ウエルシアモデル（調剤併設+深夜営業+カウンセリング+介護）」と呼ばれる業態に店舗改装することで、合併先の店舗の業績を向上させている。

単にM&Aによる足し算で店舗数と売上高が増えたのではなく、店舗改装によって既存店の競争力を高めたことが、第三次成長期に躍進したウエルシアHDとツルハHDの共通点としてあるだろう。積極的に既存店を改装することによって、店舗年齢の古い既存店の割合を減少させているわけだ。

また、コスモス薬品、クスリのアオキ、ゲンキーなど、M&Aに頼らずに直営で店舗数を増やしてきた企業も、店舗年齢が若い。コスモス薬品の代表取締役社長である横山英昭氏は、決算発表のときに、「われわれは店舗年齢を若く保つことが競争力だと思っています。M&Aで古い店舗を手に入れれば、最初から利益があるので当面はいいかもしれませんが、将来的には厳しくなるのではないでしょうか」と、コスモスが直営出店にこだわる理由が「店舗年齢の若さ」であることを強調していた。

クスリのアオキの場合は、二〇〇九年の店舗数一三二店を、二〇二〇年には六三〇店と、この一一年間に大量出店しており、必然的に店舗年齢は若い。

第三次成長期は、第一次、第二次成長期に開店したDg.Sの古い既存店が、すでに全国にあふれかえっていた時代である。一九八〇年代末から始まった「第一次Dg.S成長期」、さらには一九九五年から二〇〇九年の「第二次Dg.S成長期」に開店した店舗は、第三次成長期の二〇〇九年以降には、すでに開店から一〇年以上が経過した古い既存店になっていた。

たとえば、ココカラファインは二〇一五年以降、古い既存店の閉店数が増加している。「純増店舗数（店舗増加数－閉店数）」を見ると、二〇一五年～二〇一七年の三年間で、純増店舗数がマイナスだった。その時期に、M&Aで手に入れた古い既存店（不採算店）の閉店が、大きな経営課題であったことがわかる。

「店舗の償却が終わって営業利益が出ているから」という理由で、競争力のない既存店を放置することは、短期的には業績の良さに貢献するが、長期的には良くない結果をもたらす。小売業にとって最大のブランドである店舗は、「磨き続けなければ輝きを失ってしまう」のだ。

一五〇坪型Dg.Sを大量閉店した「マツモトキヨシ」

第三次成長期が始まる二〇〇九年に、店舗数がもっとも多かったDg.S企業は、「マツモトキヨシ」だった。店舗数九六八店、売上高は約三九二〇億円と、店舗数も売上高もDg.Sの中では群を抜いて大きい圧倒的一位だった。ところが、二〇二〇年の決算では、マツモトキヨシの店舗数は一七一七店（三位）、売上高は約五九〇〇億円（五位）と、一〇年間で店舗数が一・七倍増、売上高が一・五倍増と伸び悩んだ。

その最大の要因は、主に大店法時代に開店した郊外の一五〇坪型店舗と、M&A先の競争力のない店舗を、二〇一四年から二〇一七年の間に大量閉店したことである。マツモトキヨシの年度別閉店数は、二〇一四年に七〇店、二〇一五年に七一店、二〇一六年に九七店、二〇一七年に八七店と、この期間に不採算店を大量に閉鎖している。

一五〇坪型のマツモトキヨシの周辺を、売場も駐車場も広い後発の三〇〇坪型Dg.Sが取り囲んでいた状況だったわけだ。競争力の低い一五〇坪型Dg.Sの整理に時間がかかったことで、この一〇年あまりマツモトキヨシは伸び悩んだわけだ。

もちろん「スクラップ&ビルド」することは、小売業経営にとっては重要な経営戦略である。二〇一四年に代表取締役社長に就任した松本清雄（きよお）氏が不採算店の大量閉店を英断したことで、売上高は伸び悩んだが、筋肉質の経営体質に生まれ変わり、Dg.S企業の中ではもっとも営業利益率の高い経営体質に生まれ変わっている。

こうした売上高が下がる決断は、サラリーマン経営者にはなかなかできない。オーナー家の社長である松本清雄氏だからこそできた英断だったと評価できる。

マツモトキヨシの「損益分岐点売上高比率」は、七九・一％と非常に低い（二〇二〇年決算）。この数値が意味するのは、現状の売上高が二〇％減少しても、まだ赤字にならない強い経営体質であるということだ。膿（うみ）を出し切った後は、人口が増加している「都市型Dg.S」に経営資源を集中し、ビジネスモデルの変更に挑戦している。

二〇二〇年は新型コロナウイルスの影響で、マツモトキヨシの主力である「化粧品」と「インバウンド」の売上高が大きく落ち込み、営業利益率が悪化し、苦戦していた。しかし、「スクラップ&ビルド」によって筋肉質な経営体質に転換しており、新たなビジネスモデルへの転換に成功することが期待できる。

第三章　ドラッグストアの武器は何か

一　接客を強化して伸びた「化粧品」販売

部門ではなく「カテゴリー」が売場づくりの単位

小売業の市場が縮小していく中で大成長したDg.Sは、ヘルス&ビューティケアという新しい市場を創造すると同時に、他の業態からカテゴリー単位でシェアを奪うことで成長してきた。スーパーマーケットからは「低価格」と「便利性」で、「食品」のシェアを奪った。この一〇年間で食品市場は横ばいもしくは減少しているにもかかわらず、Dg.Sの食品売上が大きく伸びたことの意味は、スーパーマーケットなどの既存の食品小売業からシェアを奪ったことに他ならない。

同じように、コンビニからは「安さ」と「品目の多さ」で、「食品」のシェアを奪った。セブン-イレブンのキャッチコピーが「近くて便利」であるように、コンビニはもっとも家から近く便利性の強い業態である。購入して一〇分以内に消費する商品が中心なので、価格の安さはそれほど重視されず、安売りしない「定価販売」が基本であった。

一方、Dg.Sはコンビニほど自宅から近くには立地しないものの、コンビニに近い「便利な店」でありながら、コンビニよりも低価格で販売される店だ。また、コンビニよりも売場面積が広いので、取扱商品の品目数が多く、「コンビニにない商品がいろいろ揃っている」という理由で、消費者の支持を得た。

さらにDg.Sは、ホームセンターの主力部門である「ペット部門」のシェアも奪った。来店が土日主体の「マンスリーストア」であるホームセンターに対し、「近くて便利」を武器にペット部門を取りこんだのだ。以前のように大型犬の飼育頭数が多かった時代は、広い売場面積を持つホームセンターでしか、大型犬用一〇キロ袋のペットフードは品揃えできなかった。しかし、近年は小型犬、猫がペットの主流になり、ホームセンターほど売場面積の大きくないDg.Sでも、ペット用品をしっかり品揃えできるようになった。

しかもペットフード、ペットシーツ、猫トイレの砂などの消耗品は、繰り返し購入される商品であり、自宅から遠いホームセンターよりも、自宅から近いDg.Sのほうが便利な買物の場として消費者に評価されるようになった。

このようにDg.Sは、カテゴリー単位で他の業態からシェアを奪うマーチャンダイジング戦略を徹底してきた。こうした戦略を「ラインロビング」と呼ぶ。

ラインロビングの単位は、カテゴリー（商品群）である。カテゴリーとは、別の言葉で表現すれば、消費者の「買物の単位」だ。カテゴリーの上位概念であるデパートメント（部門）は、消費者の購買行動とはあまり関係がない。

たとえば、ペット部門を目的に来店する買物客はおらず、ペット部門の中でも猫用ペットフード、犬用ペットシーツという「カテゴリー」の面積や安さ、品揃えの良し悪しで、消費者は来店する店舗を決定する。カテゴリー単位のマーチャンダイジング戦略とは、ペットフードは強化するが、犬の首輪や犬小屋などの商品は縮小するか、カットするという具合に、カテゴリー単位で品揃えを取捨選択する方法である。

食品部門でいえば、冷凍食品、飲料、菓子のカテゴリーは地域で一番を目指すが、生鮮食品は品揃えしない、というように割り切る。このように、消費者の購買行動の単位であるカテゴリーを「戦略単位」としたことが、後発のDg.Sが成長できた大きな要因の一つとなった。

一時期、小売業界で「カテゴリーマネジメント」という言葉が脚光を浴びたが、消費者の購買行動の単位で売場の最適化を目指すという意味では、Dg.Sのラインロビング戦略と共通している。

以前、ある有名な「菓子メーカー」の幹部から、「当社のポテトチップスを北陸でもっとも販売している企業は、スーパーマーケットでもなければコンビニでもなく、Dg.Sです」という話を聞いて驚いたことがある。一店舗当たりの販売量は総合スーパーやスーパーマーケットよりも少ないが、ドミナントで店舗展開することで、地域でナンバーワンのシェアを獲得していたのである。

「一〇分ストア」かつ「ウィークリーストア」

平成中期以降に急成長した現在のDg.Sは、いくつかのタイプに分かれていったが、すべてのDg.Sに共通する「一〇分ストア」という言葉で表現できる特徴もある。

「自宅から一〇分以内で着く商圏の店」という意味で、都市型店舗なら徒歩や自転車で一〇分以内であり、郊外型店舗なら車で一〇分以内の立地にあることを指す。いずれにしても、ここでの商圏は距離ではなく、移動手段による来店時間である。

さらに、店内に入ってからの買物時間も一〇分前後である。何度も「客動線調査（買物客の尾行調査）」を実施したことがあるが、Dg.Sの来店客による入店からレジに並ぶまでの平均買物時間は、一〇分以内だった。来店時間、買物時間が、ともに一〇分以内という意味で、Dg.Sのことを「一〇分ストア」と呼ぶのだ。同じ言い方をするなら、コンビニはもっと短い二~三分ストアであり、スーパーマーケットの買物時間はもっと長いので二〇~三〇分ストアとなるだろう。

ただし、最近のDg.Sは、商圏人口が一万人を切るほどに「狭小商圏化」が進んでおり、店まで五分、買物五分、家まで五分の「五分ストア」と呼んでもいいかもしれない。

Dg.Sを表現する言葉としてもう一つ、「ウィークリーストア」もある。これは、週に一回程度の頻度で来店する店という意味だ。一店舗のDg.Sで年間六万円以上の買物をする「固定客」は、一ヵ月平均で来店回数が四・五回（ジェイビートゥビー社調査）なので、週に一回以上来店していることになる。Dg.Sは、小商圏に住む固定客が、週一くらいの「繰り返し来店」をすることで成り立っている業態なのだ。

同じ視点に立つと、コンビニは「デイリーストア（日単位）」であり、ホームセンターや総合スーパーは「マンスリーストア（月単位）」、百貨店は「イヤリーストア（年単位）」というふうに比較できる。

「専門性」と「便利性」を両立させた接客

これまで見てきたように、Dg.Sは、小商圏・ドミナント出店によって、近くにある「便利な店」として成長したが、ただ「便利性」だけを武器にしただけではない。

「医薬品」と「化粧品」という接客と専門知識が必要である商品が主力であることも、業態としての大きな特徴である。つまり、Dg.Sは「便利性」と「専門性」をミックスした業態であり、セルフサービス一辺倒な業態の「売り方」とは異なっている。

Dg.Sの売り方は、「セルフサービス」と「カウンセリング（接客）」の二つをミックスしている。スーパーマーケットやコンビニのようにセルフ販売だけではなく、客が聞きたいことがあれば、医薬品なら薬剤師や登録販売者、化粧品ならビューティカウンセラーなどの専門家が接客対応してくれる。また、「管理栄養士」が常駐している店舗も多い。

他方で、百貨店のカウンセリング化粧品売場のように、客を椅子に座らせながら、長時間にわたってビューティカウンセラーが対面で接客したり、タッチアップ（実際に化粧する接客）したり、相談販売したりする売り方ともやや異なる。また、「漢方薬局」のような専門店によるディープな接客とも異なる。

Dg.Sの「売り方」の特徴は、基本的には客はセルフで自由に商品を選ぶことができるが、質問・相談がしたいときに専門家が対応してくれることにある。

化粧品販売はメーカー横断型で

カウンセリングによって専門性を発揮する代表的な商品が、「化粧品」である。化粧品は、店舗でのカウンセリング販売が必要な「カウンセリング化粧品（制度化粧品）」と、客が自由に選んで購入できる「セルフ化粧品」の二種類に分けられる。

カウンセリング化粧品は、資生堂、コーセー、花王、カネボウなどの「制度化粧品メーカー」と店舗契約を結ぶことで、販売できる化粧品である。セルフ販売ではなく、メーカー派遣のビューティカウンセラー、もしくはDg.Sが自前で育成したビューティカウンセラーが接客販売することが、小売業がカウンセリング化粧品を取り扱う条件になっている。

Dg.Sが登場する以前、百貨店、化粧品専門店、GMSのカウンセリング化粧品売場では、メーカーごとに分かれた売場に、それぞれのメーカーが派遣したビューティカウンセラーが常駐し、カウンター越しに対面での接客販売をする売り方が主流だった。

一方、スーパーマーケット、コンビニ、ディスカウントストアなどのセルフ販売業態では、棚にセットされたセルフ用什器に陳列された「セルフ化粧品」だけを販売した。このように、化粧品の売り方は、「カウンセリング販売」「セルフ販売」の二つに明確に分かれていた。

資生堂などの制度化粧品メーカーは、カウンセリングブランドとセルフブランドの両方を発売し、販売する業態も使い分けている。そのため、メーカーのビューティカウンセラーが責任を持って接客する「百貨店専門ブランド」は、Dg.Sなどのセルフ販売中心の業態では取り扱えなかった。しかし最近は、「SK-II」「CLINIQUE（クリニーク）」など、一部の百貨店ブランドを取り扱うDg.Sも登場し始めている。

Dg.Sでの化粧品の売り方の特徴として、「カウンセリング化粧品」と「セルフ化粧品」の売り方をミックスしたことが挙げられる。多くのDg.Sは、資生堂、コーセー、花王、カネボウなどの大手制度化粧品メーカーと接客販売の契約を結んで、カウンセリング化粧品を導入した。その際に、百貨店やGMSのカウンセリング化粧品の売り方と大きく異なったのは、特定メーカーの接客販売から、「メーカー横断的」な接客販売に変えたことだ。

カウンセリング化粧品用の「接客カウンター」を設置しつつ、特定メーカーだけの推奨販売ではなく、客の「肌悩み」の要望に応じて、メーカーの垣根なく接客販売することを当初から重視していた。化粧品メーカーによるビューティカウンセラーの応援も入るが、Dg.Sは自前の「化粧品担当者」の育成・教育に長年投資し続けている。

Dg.Sの化粧品コーナーには接客カウンターがあり、そこに化粧品担当者が配置され、相談に応じられる売場づくりをしている。また、同じ化粧品売場に、「セルフ化粧品」のコーナーもあり、セルフ化粧品とカウンセリング化粧品を組み合わせた売場になっている。

個人の「肌悩み」に着目して、メーカー横断的な接客を行ったことは、平成時代の女性に支持された。「化粧文化」が未発達だった昭和時代の女性は、メーカーのビューティカウンセラーにおまかせする傾向が強かったが、化粧品の商品や成分などの知識が高まった平成時代の女性にとっては、基本的にはセルフで自由に商品を選択でき、質問したいときに相談できるDg.Sの売り方のほうが、心地よかったのだろう。

女性経営者が化粧品売場をつくった

Dg.Sによるビューティカウンセラーの育成には、Dg.S経営者の夫人や姉妹、あるいは創業メンバーの女性が、大きな貢献を果たしたケースが多い。彼女たちはカリスマ的なリーダーシップのある女性経営者であり、彼女たちの努力が業態として認知されていなかったDg.Sの化粧品売場をつくりあげたといっても過言ではない。

代表的なカリスマ女性経営者は、ツルハHDの二代目経営者・鶴羽肇氏の妻である鶴羽弘子（ひろこ）氏だ。ツルハは一号店の「旭川四条店」のときから化粧品の導入を進めたが、制度化粧品メーカーとはなかなか取引ができなかった。資生堂は「資生堂チェインストア」という名称で全国の化粧品店を組織化しており、薬局・薬店との取引には前向きではなかった。

そうした状況の中で一九六〇年代半ばごろから、カネボウの販売会社（カネボウ化粧品販売・当時）との取引が始まった。鶴羽弘子氏は化粧品販売の最前線に立つと同時に、化粧品の責任者として、自社の化粧品担当者の育成に尽力した。そうして育ったツルハの化粧品担当者は、顧客に信頼されるための接客に磨きをかけ、Dg.Sの固定客づくりに大いに貢献した。弘子氏をリーダーとする「化粧品担当者の軍団」が、Dg.Sという新しい業態における化粧品の接客と売り方をつくりあげていったのだ。

こうした歴史的な背景があったうえで、ほとんどのDg.Sでは取り扱いのない「LISSA-GE（リサージ）」というカネボウの専門店ブランドを、専売商品として取り扱うことに成功した。テレビCMで売れ筋をつくる他の化粧品とは異なり、専門店ブランドのリサージは、店頭に立つ化粧品担当者の接客・カウンセリングと、タッチアップなどの双方向のコミュニケーションによって育成されたブランドである。店頭起点で売れ筋商品となったリサージは、ツルハと「女性の固定客」をつなぐ重要なブランドとなっている。

ツルハグループは現在、「ツルハグループメイクアップコンテスト世界大会」を毎年開催している（二〇二〇年は新型コロナウイルスの影響で中止）。二〇一九年の第一三回世界大会では、ツルハグループ全社とタイの店舗を合わせて一八二一名が参加した。そして、一次大会、二次大会を経て選ばれた三四名が、メイクを通して技術力・提案力・接客応対力の技術を競い、グループ企業の「くすりのレデイ新浜店」が最優秀賞に選ばれた。

こうしたコンテストを通じて、化粧品担当者の「接客・カウンセリング」と「メイクアップ」の技術を向上させ、その技術を次世代の後輩に伝承しようしているのだ。

店舗数が一〇〇〇店を超えたころに、ツルハでは「ビューティ・スーパーバイザー」制度を導入した。化粧品担当者のリーダーであるビューティ・スーパーバイザーは、一人で三〇店舗前後を統括する。たとえば、化粧品の売上数値の悪い店舗に対しては、化粧品担当者の接客やメイクアップ技術をOJT教育し、店舗の底上げを実現する。ビューティ・

スーパーバイザーの導入によって、化粧品売場の標準化（店舗間格差の減少）が進んだことは、ツルハの業績向上にも貢献している。

ツルハのように、女性経営者が組織化した「化粧品担当者の軍団」は、多くのDg.S企業に存在する。マツモトキヨシ現社長の祖母は、明るい店で自由に選べるという化粧品売場の基礎をつくった。スギ薬局では、創業者の妻である杉浦昭子氏が化粧品部門の責任者となり、化粧品強化に尽力した。ウエルシアHDも、創業メンバーである故・杉岡雅美氏が化粧品軍団のカリスマ的なリーダーとして活躍した。

その他にも、Dg.Sが化粧品部門を確立することに、大きな貢献を果たした女性経営者は数多く存在する。すべての名前を挙げることはできないが、女性相手の化粧品を主力部門として持つDg.Sは、創業のころから女性が活躍する組織であったのだ。彼女たちの現場での接客・カウンセリングの努力なくして、Dg.Sの飛躍的な成長はなしえなかったといっても過言ではないだろう。

「試して買える」がDg.Sの強み

百貨店のカウンセリング化粧品コーナーで、特定メーカーの接客やタッチアップを受けると、そのメーカーの商品だけを購入せざるをえない雰囲気になる。そういうメーカー主導のマーケティング手法を好ましく思わない、自分で化粧品を選ぶ選択眼のある女性が平成時代に増えたことも、Dg.Sの化粧品販売にとって追い風となった。

さらに最近の若い女性は、化粧品の情報をSNSで調べ、化粧の方法も「カリスマ・ユーチューバー」の動画を見て勉強するなど、化粧品に対する事前情報を多く持っている。二年ほど前に二〇代女性対象のネットアンケート調査を実施したところ、化粧品のことを知るメディアとしては、SNSがダントツであった。しかし、では「実際に化粧品を購入する場所はどこですか?」という質問に対しては、ネット購入比率は予想よりも低く、大半の女性がDg.Sをはじめとするリアル店舗で化粧品を購入すると回答していた。

「なぜリアル店舗で化粧品を購入するのですか?」という質問に対する回答として、「テスターで試してから購入したい」「最後は化粧品担当者に相談して決めたい」という意見が多く、とくに「テスターで化粧品を試せる」ことがリアル店舗の大きな価値であるというのが多数だった。

Dg.Sの化粧品売場では、カウンセリング化粧品もセルフ化粧品も、実際に試せる「テスター」が設置されている。テスターが欠品したり、試すためのスポンジが汚れていたりといった「テスター管理」の良し悪しが、どのDg.Sで化粧品を購入するかを決定する重要な要素になっている。「試せる」という体験は、ネット販売にはないリアル店舗だけの買物体験だ。その意味で化粧品は、リアル店舗の価値を高めてくれる商品でもある。

ただし、二〇二〇年には新型コロナウイルスの影響によって、実際に客の肌に触れるタッチアップができなくなり、他人が使用したテスターを使用することを嫌がる客も増えた。新型コロナの期間中は、テスターを撤去したDg.Sも多かった。

また、withコロナ時代には、化粧品のカウンセリング販売を記録した「顧客台帳（顧客の好みや購買歴、カウンセリングの履歴）」も、紙の台帳から電子台帳へと一気に移行が進むものと思われる。化粧品の接客も、タブレットを使って動画を見せるなど、「非接触の接客」が主流になるだろう。withコロナの社会では、化粧品の売り方や接客の仕方が大きく変化していくことは間違いない。

化粧品でロイヤルカスタマーを囲い込む

では、Dg.Sの主力である「化粧品」の売上構成比はどうか。図8に上場Dg.S企業における化粧品部門の売上構成比を示した。ダントツに高いのが、都市型Dg.S店舗が主力

企業名	2018年	2019年	2020年
マツモトキヨシHD	40.5%	41.4%	38.6%
ココカラファイン	29.8%	30.2%	29.1%
キリン堂HD	24.6%	24.6%	24.3%
スギHD	22.0%	21.4%	20.6%
サツドラHD	21.8%	21.2%	19.4%
ウエルシアHD	17.6%	17.5%	17.3%
薬王堂	16.9%	16.6%	16.2%
クスリのアオキHD	17.6%	17.3%	16.1%
ツルハHD	18.8%	17.4%	15.9%
クリエイトSD HD	14.1%	13.8%	12.9%
Genky DrugStores	13.4%	12.9%	11.8%
コスモス薬品	10.3%	10.5%	10.2%
カワチ薬品	8.5%	8.7%	8.4%

図8　主要Dg.Sの「化粧品」売上高構成比
※2020年の構成比率順、小数点2位以下は四捨五入。
※「サンドラッグ」は掲載なし。

であるマツモトキヨシ（三八・六％）、ココカラファイン（二九・一％）だ。

すべてのDg.Sが化粧品を重要視する最大の理由は、化粧品購入客の大半が「ロイヤルカスタマー（優良固定客）」であるからだ。一店舗のDg.Sで年間六万円以上の買物をする顧客を「ロイヤルカスタマー」と一般に定義するが、化粧品購入客の多くは年間購入金額が六万円を超えており、年間一〇万円以上も買物をする超優良顧客も珍しくない（ジェイビートゥビー社のID-POS分析より）。

化粧品購入客は、化粧品以外の食品、雑貨など、他の商品も多く購入してくれる。小商圏で成立するDg.Sにとって、化粧品の購入客を増やすことは、商圏内の優良客を固定客化することにつながる。

再販制度が撤廃された一九九七年以降、Dg.Sはカウンセリング化粧品を定価の二〇〜三〇%引きという低価格で販売し、化粧品の売上高を大きく伸ばした。しかし、その後「オープン価格」の導入によって、メーカーの定価という概念がなくなったため、「定価の何割引き」という売り方はできなくなっていった。そのため、徐々に低価格販売からカウンセリング販売へと、化粧品の売り方の重点が変わってきている。

「大人用紙おむつ」は店員も購入者も使用経験がない

医薬品や化粧品以外の商品でも、Dg.Sで取り扱っている商品の多くは、「接客」によって「売れ方」が大きく変化するものが多い。

たとえば「大人用の紙おむつ」は、使用者と購入者が異なる代表的な商品である。大人用紙おむつを使用している「要介護者」ではなく、介護を行っている家族が代理購買することがほとんどだ。

しかも、Dg.Sで働いている若いスタッフも、当然のことながら大人用紙おむつを使用した経験がない。つまり、大人用紙おむつというのは、購入者にとっても販売者にとっても、利用経験がない商品なのだ。

大人用紙おむつのトップメーカーであるユニ・チャームが、Dg.Sの店頭で「ショッパー・リサーチ（買物客の購買行動調査）」を実施し、大人用紙おむつ売場で商品選択に迷っている客を観察した際、質問されたくないので、Dg.Sの店員が売場から離れて隠れてしまうという実態がわかった。

そこでユニ・チャームは、接客不足による機会損失を防ぐ戦略を強化した。客からの質問に対する回答（応酬話法）をマニュアル化し、質問から三往復くらいの短時間のやりとりで、「あなたに最適の紙おむつはこちらです」と結論付けられるようなライトカウンセリング（短時間の接客）の教育に投資したのである。

ユニ・チャームは、専門の教育担当者に全国を回らせて、Dg.Sの店舗スタッフへの教育を行い、「資格制度」も導入した。その成果が実り、商品知識とライトカウンセリング技術を身に着けたスタッフがいる店舗では、大人用紙おむつの売上が大きく伸びたそうだ。

このライトカウンセリングの最大のメリットは、短時間の接客であっても、お客のリピート率（再来店意向）が高くなり、その店の固定客化に結びつくことである。

他の店では店舗スタッフに避けられて質問できなかったのに対し、ライトカウンセリング販売実施店では、積極的に声がけして親切に相談に乗ってくれた。そうした「買物体験」によって、来店客はその店のファンになり、頻繁に利用する固定客になるわけである。Dg.Sにとって「専門家のアドバイス」は、とても重要な価値を持つ。それは、専門的な接客を必要とする化粧品や医薬品だけにとどまらない。

「アミノ酸の粉末」の売り方を、Dg.Sの店頭で実験したことがある。動く「スイングPOP」を売場に設置したり、「クロスMD（関連商品を陳列し、ついで買いを促す手法）」を行ったり、サンプルを配布したりと、さまざまな販促を試してみた。

その実験の中で、もっとも効果の高かった施策が、「薬剤師と登録販売者の勉強会」だった。つまり、勉強会でアミノ酸の効能・効果に納得した薬剤師や登録販売者が、売場で客にアミノ酸の粉末を積極的に推奨したことが、売上増にもっとも大きな影響を与える施策だったわけだ。薬剤師や登録販売者という信頼できる資格者の推奨が、商品の「売れ方」に大きな影響を与えたのである。

「手書きPOP」で宝探し的な楽しさを演出する

このように、店頭を介した情報提供によって、「売れ方」は大きく変わる。パーソナル消費の商品は、使い方や特徴を、短時間のテレビCMだけでは伝え切ることができない場合が多い。店頭での情報提供による「商品理解」が、パーソナルケア商品の売れ方を大きく左右するといっていい。

店頭での情報提供は、店のスタッフによる接客販売だけではなく、売場の「POP広告」による情報発信も、Dg.Sでは非常に重視されてきた。最近はDg.Sも店舗数が増えたので、かつてよりは手書きPOPの数は減ったが、初期のDg.Sは手書きのPOP広告を、店内にベタベタ貼るような売り方が特徴的だった。

手書きPOPがあることで、「店長が使ってみて良かった」「この商品の特長は○○」といった商品情報が売場に氾濫（はんらん）し、それが「宝探し」的なDg.Sの買物の楽しさを演出していた。セルフ販売一辺倒の店よりも、POPで積極的に情報発信し、何かあれば専門家に相談できるという売り方ができることが、他の業態にはない強みだった。

また、Dg.Sの台頭によって、メーカーのマーケティング戦略も大きく変化していった。大量のマス広告（テレビ広告）→店舗への商品大量投入という「マス・マーケティング」偏重から、「ショッパー・マーケティング」が大きな注目を集めるようになったのは、Dg.Sが成長した二〇〇〇年代以降のことである。ショッパー・マーケティングとは、買物客に対し、店頭を起点に需要を創造することを重視したマーケティング戦略だ。

新型コロナウイルスの影響で、人対人の接客が敬遠され、「非接触」の接客が重視される時代になると、ＰＯＰによる情報発信はますます重要になるだろう。今後は紙のＰＯＰだけでなく、タブレットやサイネージなどの「動画ＰＯＰ広告」も重要になると思われる。

二 「食品」販売の主役にまで躍り出る

「都市型」「郊外型」「調剤併設型」という三つのタイプ

現在のDg.Sは、同じ「ドラッグストア」と名乗っているものの、企業ごとに「部門別の売上構成比」と「経営構造」は大きく異なっている。ここで改めて、Dg.Sのタイプ別の違いを解説しよう。

Dg.Sは立地・タイプ別に、図9のような三つに分類することができる。

「都市型Dg.S」とは、東京都内や大阪府内、福岡市内、札幌市内など、人口の多い繁華街立地に出店しているDg.Sの総称である。代表的な企業は、マツモトキヨシ、ココカラファイン、コクミン、トモズなどだ。マツモトキヨシとココカラファインは経営統合を発表しているが、両社とも人口が多く、かつ人口増加率の高い都市型立地の店舗に経営資源を集中しようとしている。また、ショッピングモールのテナントとして出店している

タイプ	売場面積	特徴
都市型	50〜100坪	化粧品、インバウンドの構成比が高い
郊外型	250〜600坪	食品強化型／バランス型に分かれる
調剤併設型	50〜600坪	調剤薬局を併設している

図9　「都市型」「郊外型」「調剤併設型」という3タイプ

Dg.Sも、ヘルス&ビューティケアに力を入れた都市型Dg.Sに分類できる。

「コクミン」も東京、大阪の繁華街立地、駅や空港のターミナル立地などの人が集まる立地に集中的に出店している。「サンドラッグ」は、郊外立地の店舗と都市型立地の店舗をバランス良く展開している。ツルハHDグループの「くすりの福太郎」は郊外立地もあるが、どちらかというと東京の都市型店舗が得意である。

住友商事グループの「トモズ」は、通勤客と高層マンション居住者の両方が来店する東京都心の立地に店舗展開している。トモズではこうした立地について、真水（通勤客）と塩水（居住者）の二種類の客が混じる「汽水域の立地」という表現を使っている。汽水域の立地が増えているのは、若者が都心に新居を構える都心回帰のトレンドの影響が大きい。

国立社会保障・人口問題研究所の推計によると、二〇三〇年には東京都と沖縄県を除くすべての道府県で、二〇一五年対比で人口が減少すると予測されている。人口がもっとも減少する県は秋田県で、同期間で七九・六％にまで減少する予測だ。人口減少時代に突入した日本では、田舎ほど人口が減少し、都市部の人口減少率は少ない。

小売業は「立地産業」ともいわれるほど、業績が立地に大きく左右される。そのため、Dg.Sによる都市立地への出店は近年、増加している。その証拠に、もともとは郊外立地を得意とした「ウエルシアHD」「スギHD」などが、都市型立地の店舗を増やしている。つまり、一つの企業が「都市型Dg.S」と「郊外型Dg.S」の両方のタイプを店舗展開するケースが増えている。

都市型Dg.Sの特徴として、「インバウンド（海外旅行者の買物）」と「化粧品」の売上構成比が高いことが挙げられる。

ただし、「インバウンド」については、新型コロナウイルスの影響で壊滅的な打撃を受けている。一時は中国人観光客であふれかえっていた大阪の心斎橋にあるDg.S通りも、閑古鳥（かんこどり）が鳴いており、店舗を閉店するDg.S企業も続出した。

インバウンド消費が戻るのは何年後になるかも不透明なため、これからの都市型Dg.Sは、都市に住む生活者、都市に通う通勤客の生活に密着した、インバウンドに頼らない新業態づくりが求められる。

ちなみにDg.Sの中で、もっともインバウンドの売上構成比が高い企業は、マツモトキヨシであり、同社の二〇一九年の売上高では約一五%を占めていた。新型コロナウイルスの影響によるインバウンド消費の低迷は、都市型Dg.Sの業績に大きな影響を与えている。

さらに、新型コロナウイルスによってリモートワークが普及し、都心への流入人口が減ったことからも、都市型立地への出店の見直しが進んでいる。

「食品強化型Dg.S」では食品が売上の半分を占める

Dg.Sのタイプの二番目は、「郊外型Dg.S」である。郊外型Dg.Sは、「食品強化型」と「バランス型」の二種類がある。ここではとくに、売上構成比の五〇%前後を「食品部門」が占める食品強化型Dg.Sの特徴について解説する。

図10は、上場Dg.Sにおける食品部門の売上構成比を示したものである。「ゲンキー」「コスモス薬品」の二社は、食品の売上構成比が五〇%を超えている。「カワチ薬品」「薬

企業名	2018年	2019年	2020年
Genky DrugStores	58.7%	61.2%	62.2%
コスモス薬品	56.2%	56.3%	57.4%
カワチ薬品	46.3%	46.2%	46.0%
薬王堂	47.6%	41.9%	42.3%
クリエイトSD HD	39.4%	39.7%	40.3%
サツドラHD	34.3%	34.9%	36.7%
ツルハHD	17.6%	22.3%	23.1%
ウエルシアHD	21.7%	22.2%	22.1%
スギHD	12.5%	12.9%	17.1%
ココカラファイン	14.0%	14.2%	13.8%
マツモトキヨシHD	9.7%	9.4%	9.1%

図10　主要Dg.Sの「食品」売上高構成比
※2020年の構成比率順、小数点2位以下は四捨五入。
※「クスリのアオキHD」は雑貨との合算値のため除外、「サンドラッグ」「キリン堂HD」は掲載なし。

王堂（東北）」も、売上の半分近くが食品で占められている。非公表なので図には掲載していないが、「クスリのアオキ」も食品の構成比が五〇％近くを占めていると推定できる。

一方、「クリエイトSD」「サツドラHD」「ツルハHD」「ウエルシアHD」は、食品と非食品を総合的に品揃えする「バランス型」の郊外型Dg.Sである。「ココカラファイン」「マツモトキヨシ」といった都市型Dg.Sになると、食品の売上構成比は極めて低く、マツモトキヨシは九・一％と一割を切っている。

このように、「ドラッグストア」という同じ業態名を名乗っていても、Dg.Sの売上構成比は企業ごとに大きく異なっている。後述するが、「粗利益率」や「販管費率」などの小売企業にとっての重要な経営指標も、同じ業態とは思えないほど大きく異なる。

これがコンビニやスーパーマーケットのような完成された業態の場合だと、企業名・チェーン名は違えども、部門別の売上構成比や経営指標はほとんど同じだ。

Dg.Sは品揃えの特徴や経営指標が企業によって大きく異なる。それが「全国どこに行ってもDg.Sを見かけるが、店によって品揃えが随分違うなぁ」と、Dg.Sに詳しくないメーカーの営業マンなどが素朴に感じる疑問の原因である。ひとくくりに「ドラッグストア」として説明できないことが、Dg.Sという業態の特徴としてある。

「安さ」を武器に他業態から客を奪う

食品強化型Dg.Sは、売上構成比の五〇%前後が食品であるため、同業のDg.Sだけでなく、他業態のスーパーマーケットやコンビニとも真正面から競合する。第二章で見たように、人口減少・高齢化が始まり、胃袋の大きさ（食べる量）が小さくなる平成中期に、Dg.Sは他の業態から食品の売上高を奪うことで成長した。それを可能にしたのは、「低価格販売」だ。

以前、消費者のネット調査を実施し、「ドラッグストアを利用する理由は何ですか？」

という質問をしたところ、第一位が「近くて便利だから」で、第二位は「安いから」という回答だった。

Dg.Sが他の業態よりも商品を安く売れるのは、「医薬品（一般用医薬品と調剤）」「化粧品」という高粗利益率部門を持っているために、「マージンミックス」ができたからだ。また、高粗利益率の「医薬品のSB」も、店全体の粗利改善に大いに役立った。つまり、食品や消耗雑貨を「ロスリーダー（集客目的で、採算は度外視した商品）」にしても、高粗利益率の商品でカバーできたのだ。

初期のDg.Sは、紙製品（トイレットペーパー、ティッシュペーパー、ベビー紙おむつなど）、食品（カップ麺などの加工食品、冷凍食品）を、ほとんど利益なしで安売りすることで集客した。安売りするだけでは赤字になり、店の経営が成り立たなくなるが、Dg.Sは消耗品を安売りすると同時に、高粗利益率の医薬品、健康食品、化粧品の「接客・推奨販売」を強化した。

この「安売り」と「接客販売」の組み合わせによってマージンミックスを実現し、店全体の適正粗利益高を確保したのである。

また、他の業態よりも食品を安く売れた理由としては、スーパーマーケットやGMSよりも「ローコスト経営」だったことがある。

スーパーマーケットの生鮮部門は、店舗を「工場化」することで、「作りたて」「揚げたて」の新鮮な食材を消費者に提供することに大きな価値がある（余談だが、ペガサスクラブの故・渥美俊一氏が、「スーパーは作りたてを提供しているというが、作りたてのカツ丼を客が購入するのは製造から二時間後。作りたてではないよ」という趣旨の話を筆者にしていたことを思い出す）。

しかし、店舗のバックヤードで肉や魚を切ったり、コロッケを揚げたりといった加工作業に多くの設備費と人件費がかかっている。スーパーマーケットの売場面積当たりの設備コストは、Dg.Sよりもはるかに高く、多くの生鮮部門は売上高は大きくても、営業利益（粗利益－経費）は「赤字」であることも多かった。

そのため、スーパーマーケットは、業態の顔である生鮮部門の鮮度の良さで信頼を獲得する一方で、店内加工の必要のない食品で粗利益率を確保して、マージンミックスしなければならなかった。たとえば、牛乳、納豆、豆腐などの「日配品（賞味期限が短いので毎日のように配達する商品という意味）」、カップ麺、調味料、菓子などの「加工食品」、冷凍食品、米、酒類などの「一般食品」で利益を取ることで、生鮮部門の赤字をカバーしてきたのだ。

こうした理由から、スーパーマーケットの「一般食品」や「冷凍食品」は価格が高止まりしており、Dg.Sはそこをターゲットに安売りを仕掛けた。Dg.Sはバックヤードにコストのかかる加工場を持っておらず、食品スーパーよりもローコスト経営だったからだ。

同じ商品の仕入れ原価が同じでも、食品スーパーが仮に二五％の値入率を確保する必要がある場合、それに対してDg.Sは一〇％前後の低値入率でも経営が成り立ち、その差額のぶんだけ安く売ることができた。初期のDg.Sの店頭では、「ビール地域一番の最安値」「冷凍食品毎日五〇％引き」といった特別な安さを訴求するPOPが目立ったものである。

ちなみにDg.Sは、毎日のように買物に行く「日配品」を強化することで、医薬品と化粧品が主体のDg.Sよりも、顧客の「来店頻度」がはるかに高くなった。マンスリーストアの薬局からウィークリーストアのDg.Sへと転換できたのは、食品部門の強化が大きな転機になったと思う。

一つに括れないほど多様化する業態の進化

最近の食品強化型Dg.Sには、青果、精肉、鮮魚、惣菜の「生鮮四品」というスーパーマーケットの主力部門をラインロビングする企業まで登場している。代表企業は、「クスリのアオキ」「ゲンキー」、ツルハグループの「杏林堂薬局（静岡）」などだ。

クスリのアオキは四〇〇坪以上の大型店では、生鮮四品を品揃えしている。二〇二〇年には本社のある石川県の地元スーパーマーケットを買収し、生鮮部門の強化に本格的に乗り出した。

杏林堂薬局は、生鮮四品に加え、インストアベーカリーまで備えた一〇〇〇坪タイプの大型店も展開しており、地元静岡の消費者は杏林堂のことをDg.Sとは思っていないだろう。

最近のアメリカの小売業は、大型ショッピングモールが大量閉店する一方で、「小型店舗による小商圏業態」が大量出店を唯一継続している。

大量出店している代表的な企業は、「ダラー・ジェネラル（Dollar General）」と「アルディ（ALDI）」だ。両企業とも、日本の坪数換算で三〇〇坪程度の（アメリカでは）小型店舗を展開し、一店当たりの商圏人口は少なく、圧倒的な低価格で訴求する業態で、主力部門は「食品」である。また、売上高に占めるPB比率が八〇％と高いことが特徴としてある。

アメリカでは、「ハードディスカウンター」もしくは「バラエティストア」と呼ばれているこの業態が、唯一大量出店を継続している理由は、小商圏であるぶん、出店余地がまだ多く残っていることだ。実際にダラー・ジェネラルは、現在も毎年一〇〇〇店ペースで新規開店しており、驚異的な成長を継続している。

また、アマゾンなどのオンライン小売業から、影響を受けにくいことも理由としてある。自宅から近くに店舗があるため、アマゾンで注文するよりも直接店に買いに行ったほうが便利だし、オンラインで注文して店舗受け取りといった新しい買い方もできる。また、ウォルマート以上の安さを実現しており、経済格差の激しいアメリカでは、とくに低所得者層にとって便利な業態として定着している。

こうしてみると、「食品強化型Dg.S」は、たまたま薬局・薬店の経営者が創業したためにDg.S業態に分類されているが、アメリカの業態類型でいえば「ハードディスカウンター」「バラエティストア」に近い役割である。アメリカ同様に小商圏業態なので、まだまだ出店余地を多く残している。

「ゲンキー」「薬王堂」「サツドラHD」は、「商圏人口五〇〇〇〜七〇〇〇人」という、コンビニくらいしか店がない田舎の狭小商圏立地へも出店している。サツドラHDは二〇一一年、人口五〇〇〇人しか住んでいない北海道の離島「利尻島」に、利尻店を開店した。北海道の地域密着企業として、「北海道の離島の生活も支えたい」というリージョナルチェーンの矜持を感じる出店であった。

地方都市は人口減少と高齢化が進み、自動車の免許返納などによって、遠くの大型店よりも近くの便利な小商圏店舗を選ぶ高齢者が増えていく。

人口減少が続く地方都市から小売店舗が少なくなる中で、こうした業態が成立すれば、唯一残った便利な店として「残存者利益」を得ることになるだろう。コンビニしかないような過疎立地であれば、三〇〇坪店舗でも地域の最大店舗となる。「小さな町に大きな店をつくる」という昔からある商業経営の格言は、洋の東西を問わず共通している。

また、アメリカ同様に日本も所得格差が拡大している。ゲンキーで販売している弁当の最安値は一九八円であるが、こうした激安商品を好んで購入する消費者が増えていく。とくに高齢者の多くは年金生活者なので、資産はあっても所得は少ない。節約志向は今後も高まっていく。

ゲンキーは三〇〇坪型の店舗を、今後三年間で二七二店も開店し、二〇二三年六月期に店舗数五六八店、売上高二四〇〇億円を目指すという目標を立てている。ダラー・ジェネラルのように、大量出店を計画しているわけだ。ゲンキーは自動発注などを導入することで、店舗で考える作業を極力減らし、入社二年で店長になれる仕組みを整えている。これを武器にして、レイアウトもまったく同じの「金太郎飴店舗」を量産しようとしている。

ゲンキーは売上高に占めるSB・PB比率が約一七・五％（二〇二〇年一一月現在）と、Dg.Sの中でもっとも高い（第二位はコスモス薬品の約一五％）。ゲンキーが販売する「二九八円のワイン」などの低価格PBは、節約志向の田舎の生活者に支持されている。また、精肉のカット&アウトパック、おにぎりの製造ライン、コロッケのフライヤーなどを持つ生鮮食品の「プロセスセンター」を、Dg.Sとしては唯一自社で投資して、開発・運営している。

このように説明していくと、ゲンキーを他のDg.Sと同じグループに分類することには無理があるように感じる。

いずれにしても小商圏の食品強化型Dg.Sは、一般的なDg.Sとはまったく異なる業態として進化していく可能性があるのだ。

「特売」から「EDLP」へと主流は移っていく

ここまでの説明で、食品強化型Dg.Sは、「安売り屋」だと感じる読者が多いと思う。コスモス薬品は、看板に堂々と「ディスカウントドラッグコスモス」と表示している。

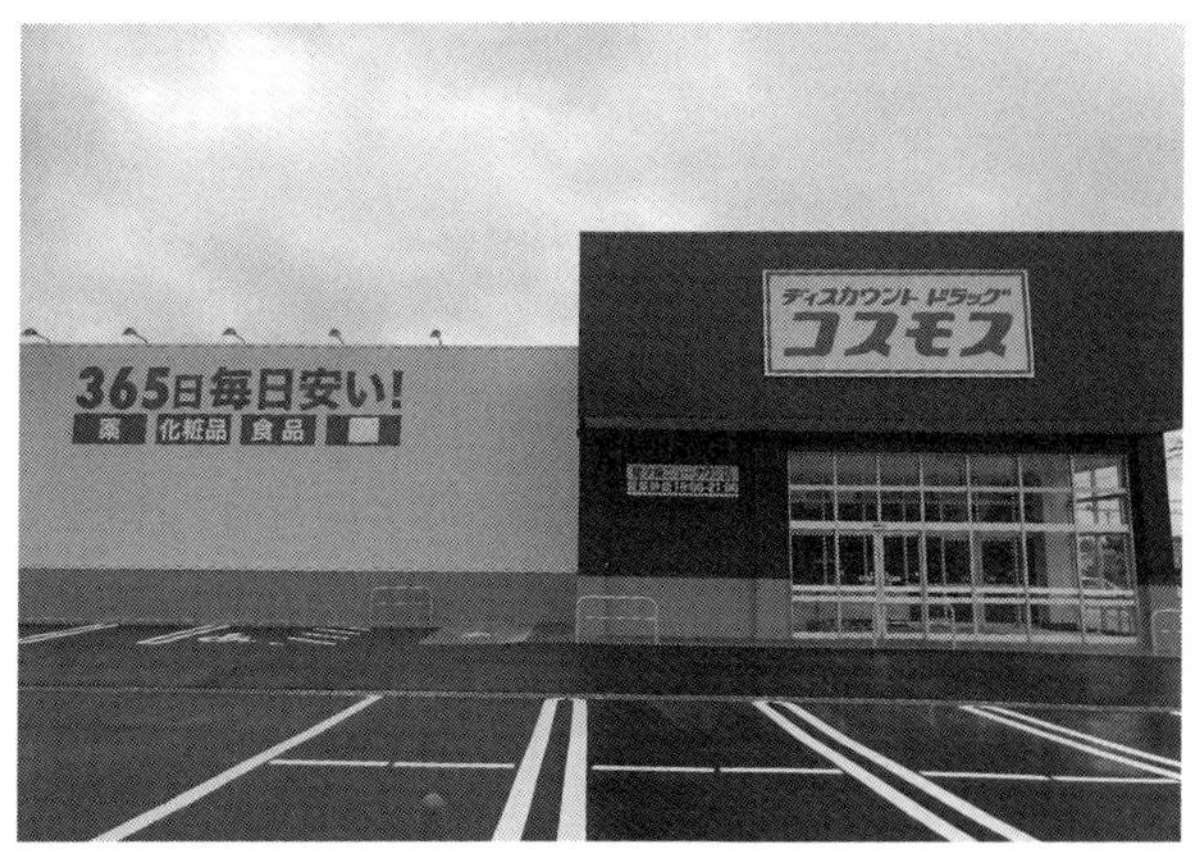

図11　「ディスカウントドラッグコスモス龍ヶ崎ニュータウン店」外観

かつてのディスカウンターは、激安価格の目玉商品をチラシに掲載し、広域から集客するビジネスモデルであった。「大安売り」を乱発し、掲載日に「バーゲンハンター」と呼ばれる浮動客が広域から来店することで、大きな売上高をつくっていた。しかし、こうした広域商圏型ディスカウンターは、薄皮を剥がされるように後発の小商圏業態にシェアを奪われていくのが、洋の東西を問わず小売業の歴史としてある。

現代の食品強化型Dg.Sは、安さを武器にしてはいるが、小商圏立地にドミナント出店しているので、「安さ」＋「便利性」の強みがある。消費者が来店する小売業を選ぶ最大のニーズは、「便利性」なのだ。

「短期特価特売（価格が上下するという意味で「ハ

イ&ロー」ともいう）」で広域集客するかつてのディスカウンターとは異なり、食品強化型Dg.Sは、毎日同じ低価格で販売する「EDLP（エブリデイ・ロープライス）」という売り方が主体だ。

「短期特価特売」という価格戦略は、特売のたびに特別な売場づくりをしなければならず、売価変更の作業にもコストがかかる。その点、EDLPは売場変更・売価変更作業がないので、はるかにローコストで運営できる。

また、短期特価特売は、毎日自宅にいる専業主婦にとっては嬉しい販促である反面、働く人にとっては、仕事で特売日に行けるとは限らず、不公平な販促ともいえる。専業主婦が減り、働く女性が当たり前の時代になった現代では、Dg.SのEDLP戦略のほうが、消費者には支持されている。

コスモス薬品は、二〇〇四年一一月に東証マザーズに上場する前に「ポイント還元」「短期特価特売」を廃止して、EDLP政策に転換した。創業者の宇野正晃社長（当時）は、上場前にEDLPに転換した理由を次のような趣旨の内容で説明してくれた。

「ポイント廃止、短期特価特売廃止は、短期的には売上高が減少する施策です。売上高の前年比の増加率が問題にされる株式上場後にはできないので、上場前にEDLP化をやるべきだと決断しました。ポイント還元を廃止すると、貯まったポイントを現金化するお客様は七割ぐらいだと想定していましたが、ほとんどのお客様はポイントを現金化するために来店し、一時は銀行の取り付け騒ぎのような状況になりました。ポイント還元という販促はやはり借金なのだと、そのときに痛感しました」

他に「クリエイトＳＤ」も、当初からＥＤＬＰ戦略に取り組んだ代表的なDg.Sだ。「短期特化特売」から「ＥＤＬＰ」への転換も、Dg.Sが行った革新の一つである。

接客レベルを調査すると……

意外かもしれないが、食品強化型Dg.Sの多くは「接客のレベル」が高い。筆者が発行している『月刊ＭＤ』という専門誌では、毎年一二月号で「ドラッグストアの顧客満足度調査」を実施しているが、「コスモス薬品」「杏林堂薬局」は常に上位にランキングされている。

二〇二〇年度の調査では、Dg.S三七社・五〇〇〇店舗の中で、コスモス薬品が第一位だった。とくにコスモス薬品は、「レジ応対」や「問合せ対応」などの「基本接客」が優れている。

もちろん、医薬品や化粧品などの専門商品に関して素晴らしい接客を受け、感動することで顧客満足度が高まることもある。しかし、Dg.Sの来店客の大半は、「レジ応対が良かった」「探している商品の場所まで案内してくれた」といった基本接客の良し悪しで、その店に対する満足度を決める。基本接客のレベルを、店や人によるバラツキを少なくして標準化することが、チェーンストアにおける最大の顧客満足度対策である。

たとえば、三〇坪のコンビニだろうが、三〇〇〇坪の大型店だろうが、客から聞かれることの第一位は「この商品はどこにあるのですか？」という質問だ。調査の結果、コスモス薬品では、どの店に行っても、誰に聞いても、探している商品の通路の前まで連れて行ってくれて、「お客様のお探しの商品はこちらです」と笑顔で接客してくれた。小売業の現場で働くスタッフの基本である「商品の陳列場所を覚える」ことへの教育を、徹底していることがよくわかる。

つまり、競争が高度化している現代は、「安さ」だけでは顧客満足度は高まらない。「安さ」「便利さ」「接客の良さ」のすべてのレベルアップが求められているといえよう。

経営構造すら企業によって大きく異なる

同じDg.Sと名乗っていても、部門別の売上構成比が大きく異なることは理解してもらえたと思う。同様に、同じDg.Sと名乗っていても、企業経営の基本数値である「粗利益率」と「販管費率（販売費および一般管理費率・経費率のこと）」が、企業によって大きく異なることも、Dg.Sという業態の興味深い点である。つまり、業態名はDg.Sに分類されているが、別のビジネスと呼んでもいいほど経営構造が異なっているのである。

図12は、上場Dg.S企業一四社の「粗利益率」「販管費率（経費率）」「営業利益率」の三つの指標を棒グラフで表現したものである。棒グラフの上の数値が粗利益率で、左から粗利益率の低い順に並べている。

もっとも低いコスモス薬品の粗利益率は一九・七%と、ほとんどディスカウントストアと同じ低粗利益率の構造だ。コスモス薬品は、店名を「ディスカウントドラッグコスモス」と表記しているように、Dg.Sよりもディスカウントストアに業態分類したほうがいいのかもしれない。

ウエルシアHDとマツモトキヨシの粗利益率は三〇%を超えており、専門店のような経営構造である。このように同じDg.Sと名乗っていても、最小と最大では粗利益率が一〇

%以上も異なっているのだ。

棒グラフの下の数値は「販管費率」で、棒グラフの長さは「営業利益率」を示している。小売業の場合、営業利益率の目安は五%前後であるが、五%以上の営業利益率を稼いでいる上場Dg.S企業が何社もあることがわかる。

コスモス薬品は、粗利益率は一九・七%ともっとも低いが、販管費率も一五・五%ともっとも低いので、四・二%の営業利益率（一九・七%−一五・五%）を稼いでいる。それに対してマツモトキヨシHDは、販管費率は高いが粗利益率も高いので、六・四%の高い営業利益率を稼いでいる。この二社を比較すると、同じ業態とはいえないほど、経営構造がまったく異なることがわかる。

小売業の競争がさらに激化するこれからの時代は、みんなが同質化した「業態論」で語る時代ではないと思う。ひとくくりの業態論ではなく、「個態論」で語るべき時代だ。唯一無二の「個態」を確立したオンリーワンの企業が、他社と差別化し、成長できる時代が次の一〇年であろう。

Dg.Sではないが、ホームセンター業態の「カインズ」は、店名の「カインズホーム」のホームを取って、「CAINZ」という名称に看板を変更した。もちろん業態としてはホー

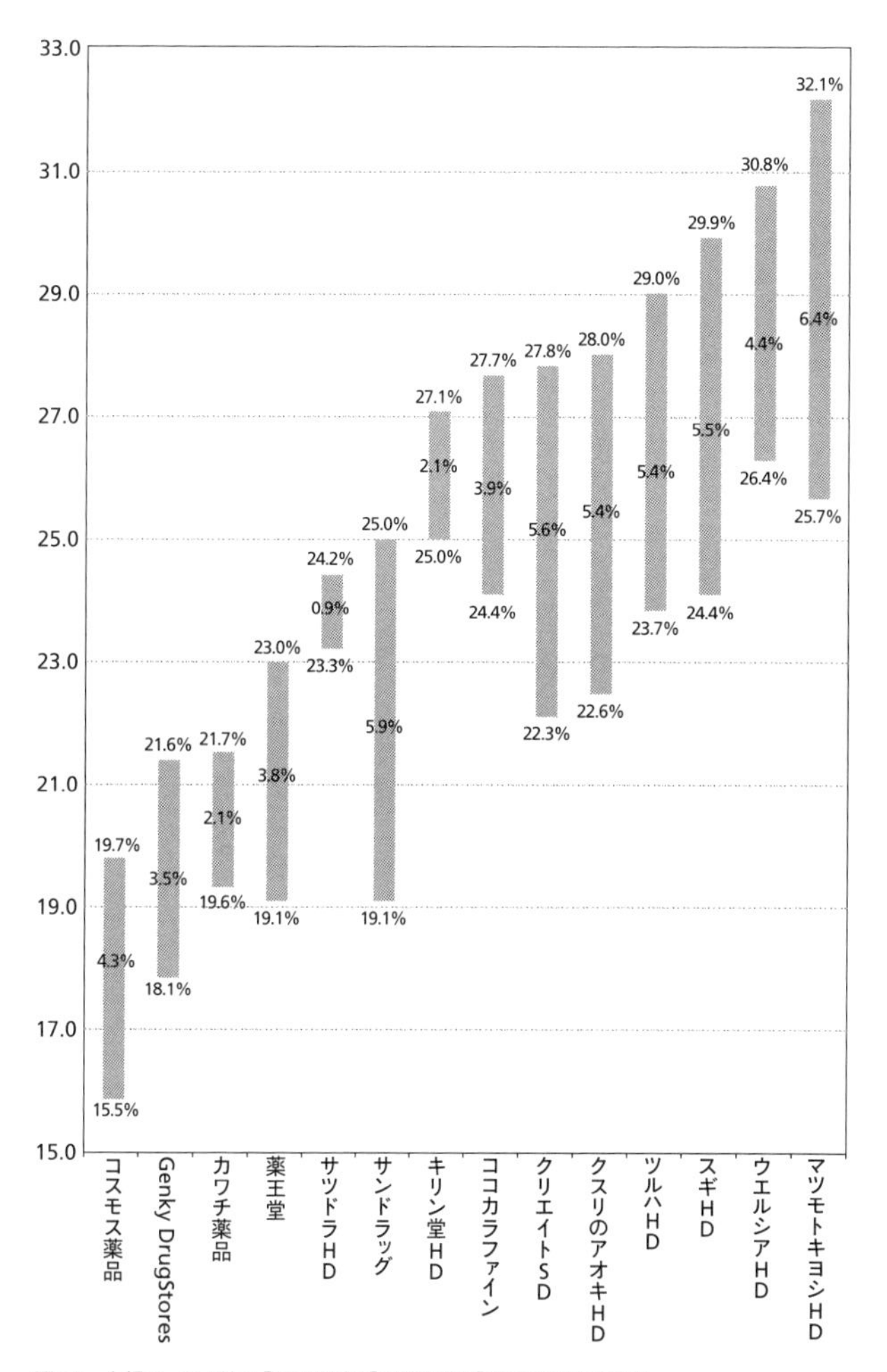

図12　上場Dg.S14社の「粗利益率」「販管費率」「営業利益率」構造
※図に記載の数値は上から順に「粗利益率」「営業利益率」「販管費率」。
※各社の「2020年決算」より作成。

ムセンターにくくられるが、ホームセンターではなく、「カインズ」という唯一無二の新しい小売業だという自覚を持って挑戦していると、高家正行社長が『月刊MD』のインタビューで答えてくれた。

カインズは、ホームセンターのSPA（製造直売小売業）化に果敢に挑戦し、売上高に占めるPB比率が四割弱まで高まっており、同業他社のホームセンターとは大きく異なるビジネスモデルに進化している。

平成時代の中期までは、「看板を取り換えればどこの店かわからなくなる」と揶揄されるほど同質化していたDg.Sだったが、仲良く同質化する時代はすでに終わっている。これからは、「差別化」「ブランディング」に投資して、唯一無二の「個態」を創造するステージに突入するだろう。まさに「業態」ではなくて、「個態」の時代が到来しているのだ。

三　主力部門であり続ける「医薬品」「調剤」の未来

医薬品はDg.Sの主力部門

ここからは、Dg.Sの「医薬品」と「調剤（薬）」の現状について解説する。本書で「医薬品」と記述したものは、「登録販売者」「薬剤師」が管理すれば販売できる一般用医薬品のことを指す。

医薬品は副作用のリスクが高い順に、第一類から第三類に分類されている。もともと医師が処方する調剤薬だった「ロキソニン」や「ガスター10」などの第一類医薬品は、薬剤師がいなければ販売できないが、第二類、第三類医薬品は登録販売者がいて、医薬品レジから一定の距離内であればセルフで販売することができる。

ちなみにアメリカでは、セルフ販売医薬品のことをＯＴＣと呼ぶ。「オーバー・ザ・カウンター」の略で、調剤室の相談カウンターの向こうにある、セルフ売場で陳列される医薬品という意味である。第一類医薬品は、調剤薬を一般用医薬品として販売できるようにしたものであり、「スイッチOTC」とも呼ばれている。

当たり前ではあるが、薬局・薬店から業態転換したDg.Sの主力部門は、やはり「医薬品」である。図13に上場Dg.Sの部門別売上構成比を示した。「医薬品」「調剤」「化粧品」「雑貨」「食品」などをまんべんなく販売する「バランス型の郊外型Dg.S」のツルハHD、ウエルシアHD、スギHDなどにとっても、医薬品は主力部門だとわかる。たとえば、ウエルシアHDは、医薬品（二〇・五％）と調剤（一七・九％）を足すと、売上高の三分の一以上（三八・四％）に達している。

食品の売上構成比が五〇％前後の「食品強化型Dg.S」にとっても、医薬品が店の顔であることに変わりはない。たとえば、サンドラッグやコスモス薬品、ゲンキーは、入口に入ってすぐの壁面沿いの主通路に、「医薬品」を配置している。本来、入口すぐの主通路には、来店客のほとんどが購入する「買上率」が高く、「購買頻度」の高い商品を配置することが、売場レイアウトの原則である。

医薬品のように病気にならないと必要のない、客層を限定する商品は、入口すぐの主通路に配置すべきではない。それでもあえて医薬品を配置しているのは、「病気になったら

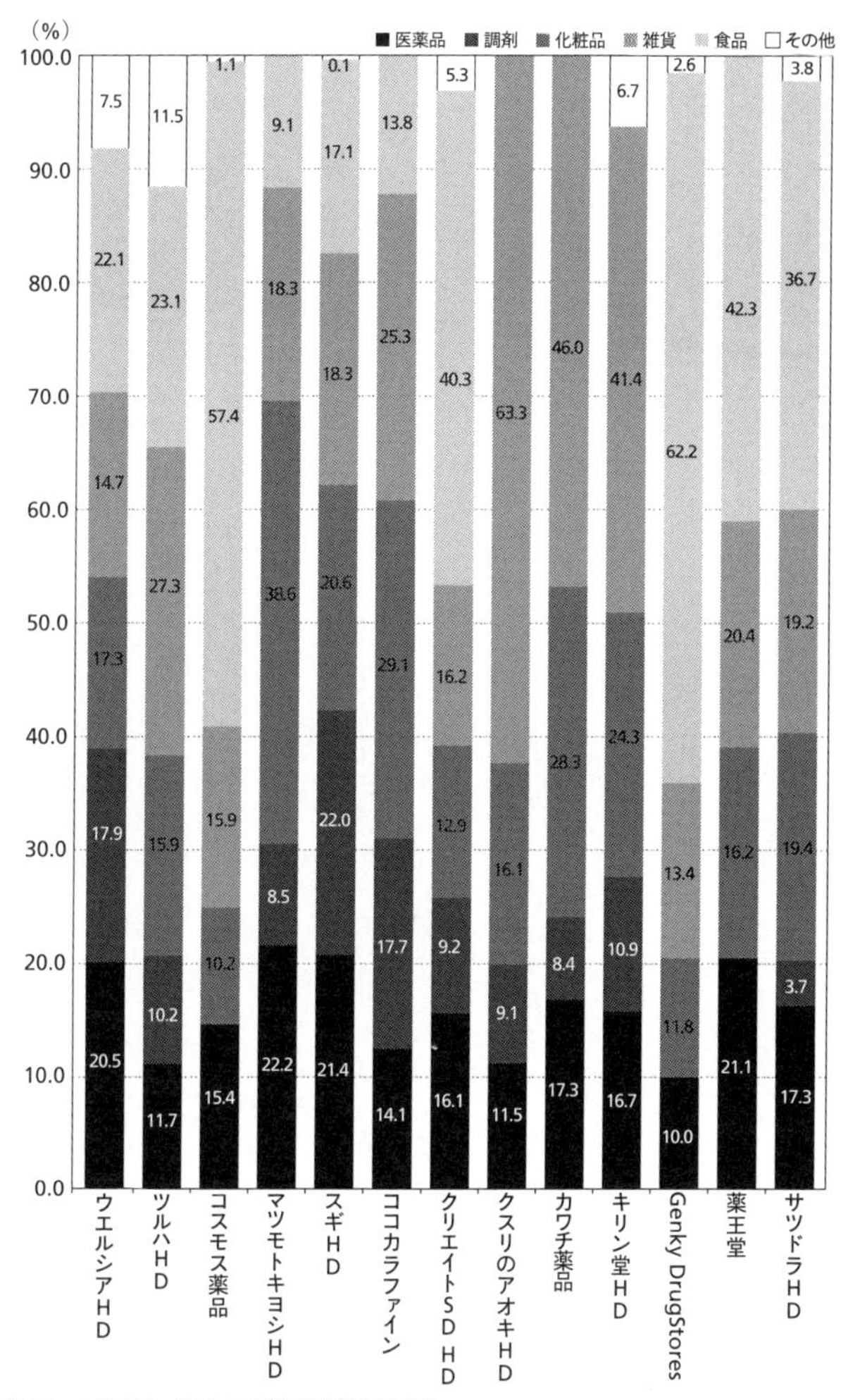

図13 上場ドラッグストアの部門別売上構成比
※各社の「2020年決算」より作成。
※「クスリのアオキHD」の「雑貨」は「食品」を含む。

当店の医薬品売場を利用してください」と顧客に主張し、積極的に地域の顧客に医薬品を買ってもらいたいと考えているからだ。

また、医薬品はDg.Sのマージンミックスの重要な部門である。食品、日用雑貨を低値入率・低価格で販売しても、医薬品の高値入率（≒粗利益率）でカバーできるわけだ。

医薬品のストアブランドづくり

一九七〇年代ごろから、大手製薬メーカーの系列店政策に頼らず自立の道を歩み始めたDg.S志向の薬局・薬店は、ＡＪＤやＮＩＤなどのＶＣを設立することで売上規模を拡大し、医薬品のＳＢづくりを開始した。

改めて説明するが、商品開発にはＳＢとＰＢの二種類がある。ＳＢはメーカーが製造し、パッケージは小売業のブランド名を使う商品開発のことだ。製造責任はメーカーにあり、販売責任は小売業が持つ。共同開発するという意味で、「ダブルチョップ」という通称で呼ぶこともある。

一方、ＰＢは小売業が生産工場に対して「仕様書発注」し、モノづくりする商品開発のことである。原材料調達→生産→物流→販売までの流通工程を、すべて小売業が設計する商品開発のことをPBという。SPA（製造直売小売業）である「ユニクロ」「ニトリ」「カインズ」などの商品開発がPBだ。

初期の薬局・薬店は、それほど規模の大きくない製薬メーカーとの協働によるSB開発を進めた。医薬品SBの基本コンセプトは、「有名NB（ナショナルブランド）と成分は同じで、売価は半値、値入率は高い」というものだった。したがって、有名メーカーのNB商品にパッケージが似ていて、売価だけが安いSB商品が多かった。

たとえば、鎮痛剤の「バファリン」にパッケージとネーミングがよく似た、「バッサリン」というSBの鎮痛剤をあるVCが開発した。正直いってあまり品がいいとは言えない商品開発ではあったが、医薬品SBを積極的に推奨販売することによって、薬局・薬店の粗利益率改善に大きく貢献したことは間違いない。

その後、日本リーバ（現在はユニリーバ）のブランドである「ダヴ」シャンプーと、白いパッケージとネーミングがよく似た「ダウアー」というSBのシャンプーも出た。当時、流通専門誌の記者だった筆者は、「もろパクリじゃないか」と苦笑したものである。上品ではなかったかもしれないが、一方で創業期の燃えるようなエネルギーをひしひしと感じたものだ。

現在では単独でSB、PBを開発することが可能になっている大手Dg.Sでも、初期の段階では薬局・薬店のVCがメーカーと共同開発したSBを積極的に推奨販売していた。その後、医薬品のSBだけでなく、日用雑貨、健康食品、一般食品などの幅広いSB開発を行うようになった。

専売品の推奨販売で差別化と利益確保

Dg.Sという業態は、「セルフ販売」と「カウンセリング販売」の中間の売り方が特徴であると述べた。陳列するだけでは売れない専門商品を推奨販売し、育成することが得意な業態であった。VCが開発したSBも、登録販売者が店頭で接客することで、需要創造する売り方を行っていた。

専売品は、SBのように小売業のブランド名の商品ではなく、メーカー名がパッケージに表示されるが、他社では取り扱いのない限定商品なので、「差別化」と「利益確保」を両立させることができた。

たとえば、明治製菓の「カツジン（第三類医薬品）」という栄養ドリンクがある。「カツジン」は、一九九〇年代前半の発売当初の時期には、エリアで一社、合計二十数社の

Dg.Sに売り先を限定したエリアブランドだった。

専売品に対するメーカー側のメリットは、ブランドを育成するための最大の費用であるテレビCMなどのマーケティングコストがゼロであり、小売業を集めた販売コンクールといった程度の費用しかかからないことだ。しかも、売り先をエリアで一社と限定しているため、無意味な安売り合戦の対象にならずに「市場価格」が安定する。

一方、小売業側のメリットは、競合店が取り扱っていない商品なので、「差別化商品」になることだ。また、テレビ宣伝コストが商品価格に乗っていないため、一般のメーカー品よりも安く売れて、しかも小売業側の粗利益率も高い。つまり、専売品は小売業にとって「育成したい商品」なのだ。

「カツジン」の全盛期には、全国発売の有名栄養ドリンクを超える販売本数を、わずか二十数社で実現したこともある。当時、「新しい売れ筋のつくり方」として注目された。

医薬品以外の専売品開発も進んだ。現在は多くのDg.Sで取り扱いがあるロート製薬の「オバジ」という美容液も、当初はDg.Sで働くビューティカウンセラーが推奨販売する努力によって育成された、専売ブランドだった。

その後、大規模チェーン化した大手Dg.Sは、一社単独で「専売品・専売ブランド」を保有するようになっている。代表的な専売ブランドが、ツルハHDの化粧品「リサージ」（カネボウ）、ウエルシアHDの化粧品「ジュレリッチ」（全薬工業）などである。

現在も多くのDg.S企業は、専売品、推奨品の「販売コンクール」を社内で実施し、店別に販売数量を競っている。専売品を「店頭」と「接客」で育てる売り方は、Dg.Sの大きな特徴として残っている。

いずれにしても、「SB」と「専売品」を育成することで、競合店と差別化し、店全体の適正な粗利益率を確保するという経営戦略は、一九七〇年代の薬局・薬店の時代から一貫している。

調剤市場はDg.S市場と同じくらい大きい

第一章で、アメリカのDg.Sは「調剤」の売上構成比が七〇％を超えており、日本のDg.Sとは大きく異なると説明した。図14のように、調剤の売上構成比がもっとも高いスギHDでも二二・〇％であり、日米のDg.Sにおける調剤の位置付けは大きく異なる。

しかし、これからのDg.Sの成長を考えるうえで、「調剤部門」は今後、非常に重要な役割を果たすだろう。スギHD、ウエルシアHDは、Dg.Sのチェーン展開を開始した当

企業名	2018年	2019年	2020年
スギHD	21.9%	21.6%	22.0%
ウエルシアHD	16.5%	16.7%	17.9%
ココカラファイン	15.6%	16.4%	17.7%
キリン堂HD	9.4%	10.0%	10.9%
ツルハHD	9.6%	9.8%	10.2%
クリエイトSD HD	8.1%	8.7%	9.2%
クスリのアオキHD	9.4%	9.2%	9.1%
マツモトキヨシHD	8.3%	8.3%	8.5%
サツドラHD	4.1%	3.7%	3.7%

図14　主要Dg.Sの「調剤」売上高構成比
※2020年の構成比率順、小数点2位以下は四捨五入。
※「コスモス薬品」「サンドラッグ」「カワチ薬品」「Genky DrugStores」は掲載なし。

企業	2018年	2019年	2020年	種別
アインHD	238,645	245,003	263,750	調剤
日本調剤	205,192	208,622	231,001	調剤
ウエルシアHD	114,824	129,811	155,452	Dg.S
クオールHD	135,109	134,148	153,185	調剤
スギHD	84,018	91,074	105,279	Dg.S
メディカルシステムネットワーク	87,172	90,706	99,617	調剤
スズケン	99,550	94,657	96,439	調剤
東邦HD	98,019	93,222	96,124	調剤
ツルハHD	58,992	60,944	85,597	Dg.S
ココカラファイン	54,738	58,710	64,267	Dg.S
マツモトキヨシHD	44,343	45,710	49,981	Dg.S
トーカイ	43,042	41,817	45,053	調剤
ファーマライズHD	43,202	40,613	40,417	調剤
シップヘルスケアHD	28,240	27,388	35,454	調剤
クスリのアオキHD	20,722	23,061	27,322	Dg.S
メディカルー光グループ	22,484	22,453	22,898	調剤

図15　Dg.Sと調剤薬局の調剤売上高ランキング（単位：100万円）
※各社の「2020年決算」より作成。

初から、「調剤併設型Dg.S」にこだわってきた。「調剤のないDg.SなどDg.Sではない」とまで言い切っていた。

厚労省のまとめでは、調剤の市場規模は約七・五兆円（二〇一八年）、Dg.Sの市場規模が約七・七兆円（二〇二〇年）なので、ほぼ同じ市場規模である。ちなみに一般用医薬品の市場規模は七〇〇〇億円前後と推定されており、調剤と一般用医薬品では市場規模が一〇倍も違う。

図15は、Dg.Sを含む調剤薬局の売上高ランキングである。「Dg.S」と「調剤薬局チェーン」の調剤事業のみの売上高を掲載している（一部除く）。決算時期のズレもあるが、Dg.S業態で売上高一位（二〇二〇年四月時点）のウエルシアHDが全体の三位に、スギHDが五位に入っており、いずれも調剤売上高が一〇〇〇億円を超えている。経営統合を予定しているマツモトキヨシHDとココカラファインも、合計すると約一一〇〇億円となる。調剤薬局の競争の中でも、Dg.Sはキープレイヤーになっているのだ。

二〇〇九年当時、調剤薬局チェーントップの「アインファーマシーズ（現アインHD）」の調剤売上高約一〇一〇億円に対して、Dg.Sトップの「ツルハHD」の調剤売上高は約一八八億円だった。つまり一〇年ほど前は、調剤薬局チェーンと比較して、Dg.Sの調剤売上高は一桁少なかったのだ。それがこの一〇年間の大量出店・規模拡大によって、調剤薬局チェーンに匹敵する調剤売上高に達している。

また、日本の調剤事業は、Dg.Sのように大手の寡占化が進んでいない。調剤市場の大半は「個人薬局」で占められており、トップ一八企業の調剤売上高の合計は約一兆六八五〇億円で、調剤市場七・五兆円の二二％にすぎない。Dg.Sの上場企業一四社の売上高合計が約五兆九〇〇〇億円で、Dg.S市場の七六％を占めて寡占化しているのとは対照的だ。

厚労省のまとめでは、全国の調剤薬局は約五万九〇〇〇店（二〇一七年）に達しており、医薬分業で生まれた調剤薬局という産業は、法律に守られた非効率な側面を残しながら現在にいたっている。

「医薬分業」が調剤薬局を生んだ

日本の調剤薬局は、薬事法（現在は薬機法）の改正によって「医薬分業」が進んだことで誕生した産業である。医薬分業が進む前は、医師が処方した薬剤を院内薬局（病院と同じ経営）で調剤し、患者に渡す「院内処方」が基本だった。それに対して、病院外の薬局（病院と別経営）で調剤することを「院外処方」という。そこから、診療は病院、調剤は院外で行うことを「医薬分業」と呼ぶようになった。

医薬分業は制度としては、一九五六年に「医薬分業法」が施行されているが、薬剤から得られる利益を守るために医師会からの抵抗が大きく、実質的な医薬分業は、一九七四年の診療報酬の改定により、医師の処方箋料が六〇円から五〇〇円に一気に引き上げられてからが本格的なスタートといえる。

医薬分業には、主に次のような狙いがある。

①薬剤の専門家である薬剤師が医師の処方箋をチェックすることで、より正確に調剤する

②万一のミスや不具合を医師に確認（疑義照会）することで、医療過誤を防止する

③患者へ適切に服薬指導し、残薬（飲み忘れ）を防止する

いずれも、薬剤師の専門性、コミュニケーション能力が重要な役割として求められている。

分業が本格化した後でも、分業率の伸びは鈍く、一九九〇年の全国平均での分業率は、

一二・〇％にすぎなかった。その後、厚生省（現・厚生労働省）の施策や日本薬剤師会の働きかけなどもあって分業率は上昇し、日本薬剤師会の発表によると、二〇二〇年二月時点では全国平均で七七・三％までに高まっている。

もっとも高いのは、秋田県の九〇・〇％、もっとも低いのは福井県の五五・六％で、政治的事情や自治体の考えなどもあり、地域差があるのが実情だ。

また、医薬分業が進むことによって、調剤薬局という「産業」が生まれることになり、大手の調剤薬局チェーンが誕生した。

アメリカDg.Sの調剤はロスリーダー

日本の調剤薬は、国によって定められた公定価格であり、値下げ販売はできない。価格が安定しているので、日本のDg.Sの調剤部門の粗利益率は、その他の部門の粗利益率よりも高い。調剤の粗利益率は「加算点数」などの複雑な計算が必要であり、あくまで推定ではあるが、日本のDg.Sの調剤部門が高粗利益率なのは間違いない。

毎年のように「調剤報酬」の改定、つまり薬価の引き下げは繰り返されており、以前よりは粗利益率は低下している（かつては四〇％程度で、現在は三六％程度）。粗利益率の低下は、処方箋枚数を増やして「粗利益高」を増やすことでカバーするしかない。だから、大手調剤薬局と大手Dg.Sは、店舗数の増加、規模の拡大を目的としたM&Aに熱心なのである。

一方、調剤が売上構成比の七〇%以上を占めるアメリカDg.Sでは、調剤部門は「ロスリーダー」である。アメリカのDg.Sの店全体の粗利益率が二七%前後であるのに対して、調剤部門の粗利益率はすでに二〇%を切っている。アメリカのDg.Sは、調剤よりも粗利益率の高い化粧品や雑貨などの調剤以外の部門（フロントエンドという）でマージンミックスを行っている。

これが日本とアメリカのDg.Sの経営構造のもっとも大きな違いである。また、アメリカDg.Sの調剤部門は、「低粗利益率×大量の処方箋枚数」という「薄利多売」の構造によって、高い粗利益高を獲得している。

アメリカの調剤薬は公定価格がなく、企業努力による合理的なディスカウントが許されており、大手ディスカウントストアのウォルマートは、「三ヵ月一〇ドルファーマシー（調剤）」といったジェネリック薬の低価格販売も行っている。同時に「参入機会の自由」を保障するアメリカ小売業では、調剤部門はDg.Sだけの専売商品ではなく、スーパーマーケット、バラエティストアでも取り扱っている。日本でもおなじみの「コストコ

（Costco）」でも調剤薬を取り扱っており、当然のようにディスカウント価格で提供している。

日本でも医療費のパンクを防ぐために、「調剤報酬」の改定は今後も進み、調剤の粗利益率低下は進行していくと予想される。

薬剤師が地域でもっとも身近な医療人に

日本は高齢化が進み、医療費の高騰（こうとう）が最大の社会問題である。二〇一七年度の国民医療費は四三兆七一〇〇億円に上り、毎年一兆円規模で膨れ上がり続けている。このうち国や地方が負担する公費が一六兆五一八一億円（三八・四％）、健康保険からの負担が二一兆二六五〇億円（四九・四％）、患者負担を中心とするその他が五兆二八八一億円（一二・三％）となっている。医療費の増大は、国家財政、個人や企業の経済を圧迫する問題だ。

図16にあるように、調剤薬局の売上対象となる「入院外医療費（三三・九％）」「薬局調剤医療費（一八・一％）」の構成比は高く、しかも高齢化率の上昇によって伸長傾向にある。

医療費全体の六〇・三％が、六五歳以上のいわゆる高齢者により構成されている。七五歳以上の後期高齢者だけでも全体の三七・四％を占めており、高齢になるほど医療コストが高くなる。

二〇二五年には、約八〇〇万人いるといわれる団塊の世代がすべて後期高齢者になる。これにより、医療・介護費の大幅な増大が予想されている。こうした事態に対応するため、医療費、とりわけ「薬局調剤医療費」は厳しく抑制される方向にある。

たとえば、調剤報酬の改定によって、「ジェネリック（後発薬）」の構成比が低い調剤薬局は、「加算点数（要するに調剤薬局の利益）」を下げられるようになった。また、「集中率」という用語があり、特定の病院の処方箋枚数が極端に多い調剤薬局は、加算点数を大幅に下げられる。今後は、調剤報酬の改定で経営が厳しくなる調剤薬局が淘汰されることで、薬局数は減少し、同時に大手調剤薬局同士の統合が進むと予測されている。

医薬分業には、「点分業」と「面分業」の二種類がある。病院の前にある調剤薬局のことを「門前薬局」とも呼ぶが、病院と一対一の「点分業」で集中率の高い門前薬局の収益性は、今後は低下していくと予想される。

こうした薬機法の改正は、患者の住まいの近くに面展開する「面分業」のDg.Sの調剤部門にとっては、追い風になる。特定の病院の集中率は、門前薬局よりもはるかに低いからだ。

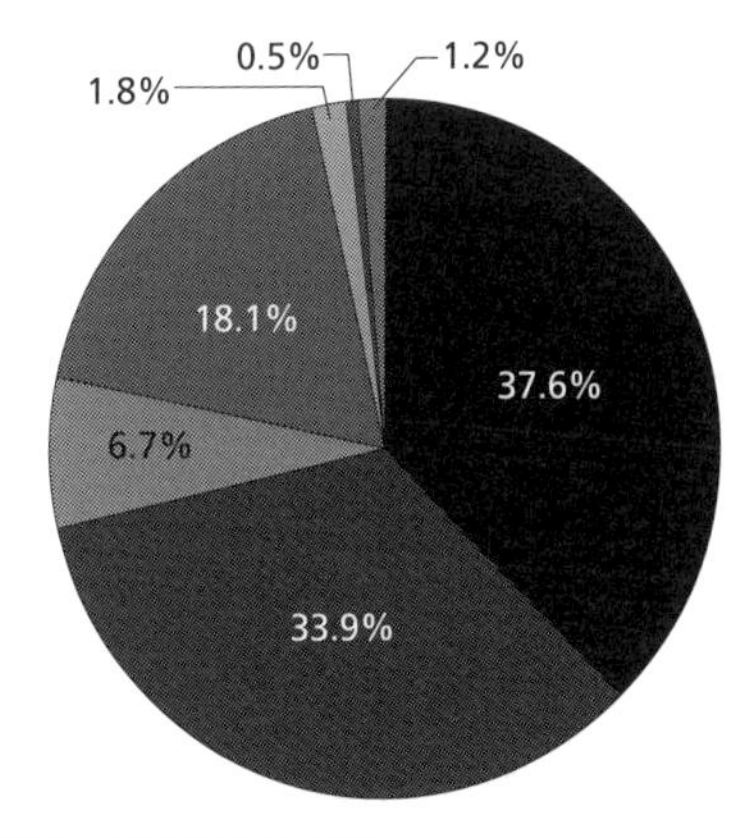

図16　診療種類別の構成比
※2018年の厚生労働省の発表数値より作成。

面分業がさらに進むためには、「リフィル（繰り返し処方）」という制度が進む必要がある。リフィルが進むと、高血圧や糖尿病などの慢性疾患の患者が、医師に書いてもらった一枚の処方箋で、病院に行かなくても何回か処方薬を受け取ることができるようになる。そうすると、病院の前にある薬局よりも、自宅の近くにあるDg.Sの調剤部門のほうが便利になる。

現在はほとんど調剤を取り扱っていない食品強化型Dg.Sであるコスモス薬品は、決算発表の記者会見のたびに、「面分業が進み、薬剤師の採用が現在よりも容易になれば、調剤事業に進出する」と明言している。一般用医薬品からスタートしたが、機が熟せば調剤事業にも参入するのだと宣言しているわけだ。

ビジネスの観点で考えれば、現在の「Dg.S市場約七・七兆円」と同規模の「調剤市場約七・五兆円」が存在しているわけだ。しかも調剤産業は、個人薬局主体である。調剤薬を一般の商品と同列に語るのは不謹慎かもしれないが、これからのDg.Sによるラインロビングの最大のターゲットは調剤薬であろう。今後一〇年間のDg.Sの成長に、「調剤」が大きな役割を果たすことは間違いない。

アメリカのDg.Sのように、売上構成比の七〇％を調剤が占めるまでにはいたらなくても、現在よりも日本のDg.Sの調剤の売上構成比は高まっていくはずだ。

一方、知り合いの何人かの薬剤師に、「Dg.Sの薬剤師をどう思いますか？」と質問したところ、「薬剤師としては、Dg.Sの薬剤師だけにはなりたくない」という回答があり、残念に思ったことが何度もある。

病院薬剤師、調剤薬局の薬剤師、製薬メーカーのMR（営業担当）の薬剤師、研究室の薬剤師などと比較すると、「Dg.Sの薬剤師にはなりたくない」という考え方を持つ薬剤師がまだ多いのが現実である。

確かに、初期のDg.Sでは、処方箋の枚数も少なく、空いた時間に補充作業をやらなければならなかった。そのため、Dg.Sに関してネガティブな意見を持つ薬剤師も多かったようだ。しかし、この一〇年間でDg.Sの調剤市場は一〇倍以上も大きくなっており、数年後にはDg.Sが調剤市場の主役になることは間違いない。

しかも大手Dg.Sだけではなくて、地域に密着したローカルDg.Sの調剤部門も好調である。地域の消費者の近くに立地し、かつ患者の生活に密着したDg.Sの薬剤師は、薬剤師としてやりがいのある仕事なのではないだろうか。第一章で述べたアメリカのDg.Sのように、自宅からもっとも近くに立地するDg.Sの薬剤師が、地域でもっとも身近で信頼される医療人になる日はそう遠くはないと思う。

ウエルシアHDの松本忠久社長は、「二〇二〇年はコロナの影響で病院に行く回数が減り、病院前の調剤薬局が人を減らしている影響で、当社に応募する薬剤師の人数が増えています。一〇年前になかなか薬剤師が集まらなかった時代と比較すると、Dg.Sの薬剤師の地位が向上してきているように思います」と答えてくれた。

また、かつての薬剤師は、言葉は悪いが調剤室に閉じこもっていて、処方箋の調剤は行うが、一般用医薬品を売りたがらない傾向が強かった。しかし、薬剤師教育の六年制がスタートし、患者とのコミュニケーションや一般用医薬品の勉強もするようになっている。

薬剤師がもっと調剤室から外に出て、調剤以外の一般用医薬品や健康食品、トクホなどのアドバイスもするようになれば、アメリカの薬剤師のように、「地域でもっとも身近で信頼できる医療従事者」になっていくはずだ。

今はまだ、出店の際に「分離申請」という仕組みによって、調剤併設型Dg.Sの「調剤部門」と「Dg.S部門」を分けて出店計画を申請するために、調剤部門の薬剤師が一般用医薬品売場に行きにくいという問題もある。縦割り行政の弊害をなくして、「患者ファースト」のルールに変更してもらいたいものだ。

第四章　ドラッグストアの未来戦略

一　加速するデジタルシフトの波

デジタル対応が将来を左右する

この章では、Dg.Sの未来戦略を解説する。一九八〇年代後半から二〇二〇年までの約三〇年間のDg.Sの歴史を見ても、いくつかの「ゲームチェンジ」が起きたことはご理解いただけたと思う。次の一〇年間も間違いなくゲームチェンジは起こる。主役の交代劇も起こるだろう。

かつては「企業の寿命三〇年説」といわれたものだが、最近は成功したビジネスモデルが通用する期間は一〇年～二〇年と短くなっており、Dg.Sも次の一〇年に成長するためには「変化対応力」が求められる。

これからのDg.Sが変化対応しなければならないと思われる経営課題を以下に整理し、順番に解説していこう。

◎デジタルシフト
◎リアル店舗の価値づくり
◎強い企業文化づくり
◎徹底力と標準化
◎ブランディング・商品開発
◎ラインロビングへの挑戦

次の一〇年間でもっとも変化対応しなければならない経営課題は、「デジタルシフト」だ。社会におけるデジタル化の歴史は、それほど古い話ではない。たとえば、初代「iPhone」が発売されたのは二〇〇七年六月（日本発売は二〇〇八年七月）のことだ。

また、主要なSNSである「Facebook」の日本でのサービス開始は二〇〇八年、「Twitter」は二〇〇九年にモバイル向けサービスを開始、「Instagram」は二〇一〇年にサービスを開始している。

つまり、本格的なデジタル化は、わずか一〇年程度の歴史なのだ。Dg.Sの第一次～第二次成長期の時代には、スマートフォンでの買物はほとんど普及していなかった。

その後、スマホで簡単に買物が完結する時代に入り、「アマゾン」のようなオンライン小売業は驚異的な成長を遂げた。アマゾンは、二〇二〇年決算期のアメリカ小売業の売上高ランキングで、第二位にまで急成長している（アメリカ国内のみで約一三兆円）。第一位の「ウォルマート」の売上高は約四〇兆円、第三位の「クローガー」は約一二兆円。スマホの普及によって、アマゾンは驚異的な成長を遂げたわけだ。

そして、次の一〇年間はデジタルシフトへの対応力が、小売業の栄枯盛衰を決めるといっても過言ではない。リアル小売業は、次の一〇年で様変わりすることになるだろう。

デジタルによる新しい買物体験の提供

ここから、デジタルシフトによる「リアル店舗」の変化を二つに分けて説明する。

第一の変化は、オンラインとリアルの買物が融合（オムニチャネル化）することによって、「新しい買物体験」が普及していくことである。

アメリカの大手小売企業「ウォルマート」と大手ホームセンター「ホームデポ」は過去五年間、新店をつくらず、店舗数をほとんど増やしていない。一方、オムニチャネル化によって「新しい買物体験」を顧客に提供することで、リアル店舗の売上高を大きく増やしている。

自社のアプリを使ってもらい、「オンラインで注文して店舗での受け取り」「オンラインで注文して自宅へ配達」「オンラインで注文した商品を店舗で返品」「店舗のショールーム化」など、新しい買物の選択肢を増やすことで、新店を増やさないでも既存店の売上高を増やし成長している。

とくに「オンライン注文、店舗受け取り」、アメリカではBOPIS（Buy Online Pickup In Store）と呼ばれる新しいサービスによるリアル店舗の売上増の効果が高い。配送料の高いアメリカでは、六〇％以上の顧客は自宅への配達よりも、BOPISを選ぶそうだ。BOPISを目的にリアル店舗に来店することで客数が増える。しかも、BOPISを目的に来店した人の七〇％近くは、他の商品も購入して帰るという調査結果もあり、リアル店舗の「買上点数」を増やす効果もある。

また、オンラインで注文した商品であっても、現物を確かめた後に、改めて購入を決定したいと考える消費者も多い。

そこで生まれたのが、店舗で現物を確認し、気に入らなければその場で返品ができるという新しい買物体験だ。日本でもホームセンターのカインズがBOPISのサービスを開始し、オンラインでは注文だけ、決済は店舗、気に入らなければ店舗で返品できるという仕組みを導入している。

オンラインで注文した商品を購入する場合も、せっかく来店したのだからと、他の商品を「ついで買い」してくれるメリットもある。いずれにしても、デジタルシフトによってBOPISなどの新しい買物体験を実現することで、リアル店舗の「来店頻度」が高まり、「買上点数」が増える経済効果があるのだ。

オンラインとリアルの買物を融合することのもう一つのメリットは、リアル店舗の「在庫の壁」を突破できることである。リアル店舗の売場に、在庫として置ける商品点数は有限である。とくにwithコロナの時代には、短時間で買物できることが求められ、商品を発見しやすいように売れ筋の陳列量を増やす必要があり、さらに密を避けるために通路幅も広く取る必要がある。そのため、必然的にコロナ以前のときよりも陳列できる品目数は減ることになる。

一方、オンラインは店頭には在庫できないような「ロングテール」を、理論的には無限に在庫できる。店頭には在庫できないロングテールをオンラインで注文し、店舗で受け取ることができれば、既存のリアル店舗の売上高増加に貢献する。また、売場にない商品を取り寄せする「客注」のようなサービスも可能だ。このように、オンラインとリアルの融合によって、店舗数を増やさなくても既存店の売上高を増やすことができるわけだ。

オンラインとリアルの融合

これからの一〇年間は、オンラインとリアルの「買物の垣根」はどんどん低くなる。たとえば、アマゾンなどのオンラインの買物では、サイトの閲覧履歴などの「購買前データ」のログ（記録）を取ることができ、そのログに基づいたリコメンド（推奨）を消費者に提供できる。

一方、リアル店舗はPOSデータのような「購買データ」を取ることはできるが、買物客の購買前データを取ることはできなかった。

しかし、店内カメラの性能が向上し、費用も安くなることで、「来店客が棚の前に何分滞在した」「商品を手に取ったが棚に戻して買わなかった」「通行量の少ない売場はどこ？」といった「購買前データ」や「不買データ」を取ることができるようになる。

スマホの位置情報とも連動すれば、来店前の消費者に対してのリコメンドやクーポンなどを配信することもできる。つまり、オンラインとリアルの買物は限りなく同じになっていく。

また、オンラインでは商品の欠品は即座にわかるが、リアル店舗は来店しなければ在庫の有無がわからなかった。それも、デジタルシフトが進めば、スマホで来店予定店舗の在庫数を事前確認することができるようになる。

「店頭欠品」は、「わざわざ時間をかけて来店したのに、欲しい商品が欠品していた」という顧客の店に対する怒りにつながる。事前在庫確認サービスは、「来店したけど欠品していた」という失望をなくし、消費者にとっても嬉しいサービスである。

ホームセンターのカインズは、同様のサービスの提供を開始している。また、Dg.Sの中ではデジタルシフトが進んでいるマツモトキヨシ、ココカラファインも、スマホでの在庫確認サービスを始めている。

さらに、カインズではスマホのアプリに訪問予定店舗の「売場レイアウト」を表示する機能があり、買いたい商品が売場のどの位置に陳列されており、現在何個の在庫があるかを確認できるサービスも提供している。

売場規模の大小にかかわらず、リアル店舗で買物客から聞かれることの第一は、「この商品はどこにあるのですか？」という質問であった。とくに売場面積の広いホームセンターのような業態にとって、ありがたいサービスといえよう。事実、筆者も大型のホームセンターで商品の場所を店員さんに尋ねたところ、陳列場所がわからず店内を何往復もしたという苦い経験をしている。

このような「デジタルシフト」を進めていくためには、オンラインとリアルの「購買データ」「在庫データ」「顧客データ」などを一元管理することが、重要な条件である。まだほとんどの小売企業は、自社の「ECサイト」とリアル店舗のデータを別々に管理しており、これらを一元管理することが、オンラインとリアルの買物体験を融合するためには不可欠である。

マーケティングの「パーソナライズ」が進んでいく

デジタルシフトによる第二の変化は、売り方や販促において、パーソナライズ（個別化）が進むことだ。

従来のチェーンストアは、「不特定多数」の顧客に対する売り方が主体だった。たとえば、新聞に「折り込みチラシ」を入れる販促は、商圏内に住む世帯へのばらまき型の販促であり、その商品を必要としない顧客にも情報を発信している。しかし、デジタルシフトが進むことによって、顧客の「購買行動」や「購買データ」の可視化が進み、購買傾向や購買履歴に合ったパーソナルな販促を、顧客が欲しいタイミングで個別に提供することができるようになる。

デジタルシフトで先行しているマツモトキヨシは、二〇一二年七月にＬＩＮＥの公式アカウントを開設した。現在は一ヵ月に二回程度、店内商品一〇％オフのクーポンを二一三八万人（二〇二〇年一一月現在）に配信している。また、二〇一四年八月には、スマートフォン用のマツモトキヨシ公式アプリもリリースした。

マツモトキヨシは、ポイントカード会員が二九六四万人、ＬＩＮＥの登録者数、公式アプリのダウンロード数を合計した総会員数が延べ七三〇三万人（二〇二〇年九月現在）と、日本の人口の六割を会員にしていることになる。

ＬＩＮＥや公式アプリによる電子販促は、紙のチラシやクーポンと異なり、個人の購買データと紐づいていて、顧客ごとに異なる商品や、異なる割引といったパーソナルな販促を送ることができる。紙のメディアで個別販促をしようと思ったら、膨大なコストがかかるが、デジタルシフトが進めば、個別対応の「１to１（ワン・トゥ・ワン）マーケティング」を低コストで行うことができるようになるのだ。

マツモトキヨシは、購買データだけではなく、顧客の性別・年代などの属性情報や、ポイントの履歴、購買前後のSNSでの商品閲覧状況なども分析したうえで、一人ひとりに異なった内容のクーポンを、異なるタイミングで送ることを目指している。まさにデジタルシフトによって、「1 to 1マーケティング」を高度化しようとしているわけだ。

「次回来店時一〇%オフ」というクーポンを不特定多数の来店者全員にメールするのではなく、「Aさんには食品カテゴリー限定五%オフクーポン」「Bさんには割引きはないが、化粧品に関する新商品情報を提供」など、オファーや提供する情報の内容を使い分けていく。

マツモトキヨシは、個別の販促だけでなく、「商品DNA」と「購買傾向」が共通する顧客セグメントを一一種類に分類しており、セグメント別のプッシュ販促を打つことで、不特定多数の販促よりもはるかに効果的なマーケティングを行っている。

さらに、「店舗における購買行動」だけにとどまらず、顧客が購買の前後でどのようなネット上の情報に接したのかというデータも取得している。そのデータと、店舗・オンラインストアにおける購買データとを紐づけることで、「どのような情報に接して購買を決定したのか」「購買した後にどんなネット上の行動を取ったのか」というところまで分析できるようになった。購買後何日目にリピートを促す通知を送るか、雨の日には何の商品を通知するか、といった「マーケティングオートメーション」にも取り組んでいる。

これまでメーカーのマーケティングでもっとも重要な施策は、マス広告（テレビCMなど）だった。しかし、テレビCMは視聴率はわかるが、そのCMを見た人が、その商品を購入したかどうかはわからない。その点、リアル店舗で「購買前」「購買時点」「購買後」のデータが取れるようになれば、購買前に通知した動画広告、店頭の動画広告、購買後の通知で、どれが実際に購入に結びついたかを、実データで検証できるようになる。これからのリアル店舗は、重要な「メディア」になっていくだろう。

また、マツモトキヨシでは、BOPISで店舗受け取りを選んだ客には、「わざわざ店に行く」インセンティブとして、宅配よりも商品価格を安くしている。オンラインで注文した客による店舗受け取りを増やそうとしているわけだ。オンライン注文の多くは「目的買い」であるが、店舗受け取りで来店した客の多くは、店内の商品を「ついで買い」してくれる。

これからのDg.Sにとって、「アプリ」を活用した固定客の囲い込み戦略は重要である。

「スギ薬局」のアプリ「スギサポシリーズ」には、歩くだけで「スギサポマイル（ポイント）」が簡単に貯まる「スギサポwalk」、管理栄養士が考案した安心メニューの料理を宅配する「スギサポdeli」、食事の写真を撮影するだけで簡単に食事記録が付けられる「スギサポeats」などが開発されており、顧客との絆を深めようとしている。

スギ薬局の現社長である杉浦克典（かつのり）氏は、『月刊MD』のインタビューで次のように語ってくれた。

「スギサポwalkは二〇二〇年末時点で、一三二万人強のユーザーに利用してもらっています。六〇代以上のユーザーのうち、デイリー・アクティブユーザー（一日一回以上アプリを起動したユーザー）の割合は五五％と、他の歩数計と比較してもダントツに高い利用率で、多くの皆様に利用していただいています」

また、二〇二〇年にスギ薬局は、タブレットを活用した化粧品の「スマート・カウンセリング（名称カラット）」を全店に導入した。化粧品購入客の化粧品台帳、「肌悩み」の情報、サンプル配布履歴、接客履歴、さらにはカウンセリング化粧品以外の商品の購入履歴を、すべてクラウドで管理する仕組みだ。

推奨品が毎月変わるような「商品ありきの接客」ではなくて、個人の肌への悩みやライフスタイルにより添った、より「パーソナルな接客」が実現できる。

しかも、タブレットで顧客情報を一元管理できるので、化粧品担当者が不在の時にも、別のスタッフが接客をサポートできる。こうして化粧品担当者個人に頼った接客から脱し、チームによる接客を実現することで、担当者不在によるチャンスロスを防げる。極端なことをいえば、男性の店長でも化粧品の接客ができる。

スギ薬局の化粧品売場では、「お客様のキレイを店舗全員でサポートします」「お客様が普段お使いの商品をすぐにお調べいたします」といったＰＯＰを掲示し、チームでのカウンセリングをアピールしている。

Dg.Sも創業者が徐々に引退し、二代目、三代目の社長の時代になりつつある。「ＩＴリテラシー」の高い若い経営者が、次の一〇年を牽引するだろう。

デジタルシフトというと、自動化が進み、現場が無機質なものになると思われがちであるが、それはまったくの間違いだ。デジタルシフトによって、むしろ個人の好みやニーズに細かく対応する、きめの細かい接客や販促ができるようになる。デジタルシフトで先行している日米の経営者に取材したところ、デジタルシフトの目的についてまったく同じ表現を使ったので、以下に紹介する。

「昔の個人商店の店主は、お客様の顔を見たら、『昨日はこれ買ったよね、じゃあ今日はこれはどう？』と個別に提案できました。また、『四人家族だからこのくらいの量がいいんじゃないか？』と、お客様のパーソナルなニーズに自然と対応してきました。しかし、チェーンストアのオペレーションでは、人間の力で個別対応することはできなくなりました。

それがデジタルシフトが進むことで、お客様の細分化した個別ニーズに対応することが、低コストでできるようになります。デジタルシフトの目的は、昔の個人商店のような人間的な接客に戻ろうよ、ということなのです」

地域密着を掲げる「サツドラ」「サンキュードラッグ」

デジタルシフトが進み、「不特定多数」の商売から「特定少数」の商売に大きく転換することによって、地域に密着した「リージョナルチェーン」「ローカルチェーン」が、次の一〇年に起こるゲームチェンジの主役になる可能性もある。

「サツドラ（サッポロドラッグストアー）」の店名で、北海道を中心にDg.Sを二〇〇店近く展開するサツドラHDの富山浩樹（ひろき）社長は、DX（デジタル・トランスフォーメーション）を推進する若手経営者として有名だ。ＡＩやＰＯＳレジを自社開発するなど、デジタル技術に詳しい。従来の小売業経営者とは違う、異色の経営者である。

富山社長は、デジタル技術を駆使した「リテール×マーケティング」というコンセプトのもと、「北海道の深掘り」「強固なリージョナル・チェーンストアづくり」「リージョナル・プラットフォームづくり」を推進している。

デジタル技術を使った「地域の深掘りマーケティング」の代表的なものが、北海道地域の共通ポイントカード「EZOCA」の発行である。EZOCAの提携先企業は、二〇〇社を超えていて、EZOCAを使える施設は、北海道で展開するスーパーマーケットやスポーツ専門店といった小売店、飲食店、ホテル、アミューズメント施設など多岐にわたる。

会員数は一九一万人を超え（二〇二〇年現在）、北海道の世帯カバー率は五〇％を超えている。しかも、EZOCAは女性客の多いDg.S「サツドラ」のポイントカードからスタートしたために、会員の七二％が女性で、二〇代から四〇代の女性が五〇％以上を占めている。

貯まったポイントは、すべての提携店舗で一〇〇ポイント＝一〇〇円で、レジ精算時に還元できる。こうして、北海道でもっとも使えるポイントカードの地位を築いた。

北九州にドミナント展開するローカルDg.S「サンキュードラッグ」も、地域密着を武器にしている。平野健二社長は、「規模の大きさは追求しません。全国展開で一律のサービスを提供するのではなくて、徹底的に地域に密着したローカルチェーンに徹します」と言い切る。サンキュードラッグは、人口約九五万人の北九州エリアに、Dg.S四三店舗（うち調剤併設二八店舗）、調剤薬局三二店舗を展開している。

サンキュードラッグは、作家の村上龍が司会を務めるテレビ番組『カンブリア宮殿』にも取り上げられるなど、大手Dg.Sとは一線を画す「地域密着Dg.S」として注目されている。

サンキュードラッグは、半径五〇〇m商圏にドミナント出店しており、高齢者が歩いて来店できるほど住宅地の近くに立地している。都市部のコンビニ並みの高密度出店だ。半径五〇〇mの狭小商圏で成立するためには、調剤はとても重要な役割を果たす。サンキュードラッグの「調剤薬局」に比べて、「調剤併設Dg.S」の「一店舗当たりの月間調剤枚数」は約五倍も多い。一病院ではなく複数の病院の患者が、一店の調剤併設Dg.Sに来ていることがわかる。

狭小商圏で成立させるために、一店舗で買物が完結するワンストップ・ショッピング性を追求する幅広い品揃えにも挑戦しており、生鮮食品を品揃えする店舗もある。また、管理栄養士の採用にも熱心だ。つまり、近くて便利な店であると同時に、地域の生活者に個別に接客対応する資格者（薬剤師、登録販売者、管理栄養士）の教育に力を入れているわけだ。

平野社長は、ID-POS分析の研究家としても有名だ。ID-POSとは、ポイントカードの会員ID付きPOSデータのことである。販売データであるPOSデータは、「何がいつ何個売れたか」というデータしか取れない。それに対して、ID-POSは、「誰がいつ何を買ったか。何と何を一緒に買ったか。何を買わなかったか（不買データ）」がわかる。さらに、「Aさんは月に何回来店しているのか？」「Aさんの年間の買物金額はいくらか？」など、ポイントカード会員客の買物データが取れる。

サンキュードラッグでは、薬局・薬店のVCであるAJDなどで交流のあるローカルドラッグストア、卸売業、メーカーを集めて、ID-POS活用の成功事例を学ぶ「潜在需要発掘研究会」を一〇年以上にわたり、毎月開催している。その研究成果を活用して、「併買率（何と何を一緒に購入する可能性が高いか）」に基づいた売場レイアウトの変更や、「リピート率（繰り返し購入率）」の高い商品の強化など、ID-POSを活用した売場の最適化に取り組んでいる。

たとえば、顧客の「年間購入金額」を分析し、ロイヤルカスタマーに対する特別な販促を行っている。ロイヤルカスタマーは、一店舗の総客数の二〇%程度であるが、店の売上高に占める割合は六〇%を超える。

チラシ販促のような不特定多数向けの販促は、「ロイヤルカスタマー」も「バーゲンハンター」も同じ割引率である。しかし、ID-POS分析で抽出したロイヤルカスタマーに限定して特別な販促を行えば、ロイヤルカスタマーの定着率と、店に対するロイヤルティの向上にもつながる。

平野健二氏は、多くのローカルDg.Sが参加する「Segment of One & Only株式会社(略称SOO)」も経営している。この会社は言うなれば、ローカル企業の生き残りをかけ、情報とデジタルマーケティングに注力した、新しいボランタリーチェーンだ。

SOOが発行する「ドラポン!」というアプリで、「パーソナルクーポン」も発行している。まさに「1to1マーケティング」を武器に、地域の生活者のニーズに深く対応しようとしているのだ。「ドラポン!」を活用した「デジタルマーケティング」も、SOOの加盟企業が共同で行う。加盟企業が三二社、年商合計八〇〇〇億円と、ナショナルチェーンと同等の規模の集合体となっている。

ローカルDg.Sの逆襲が始まる

サンキュードラッグの「潜在需要発掘研究会」に参加しているローカルDg.Sには、地域密着のユニークな取り組みを行っている企業も多い。たとえば、福岡県を中心に店舗展開している「大賀薬局」は、大賀崇浩(たかひろ)社長が仮面ライダーマニアだったこともあり、「オーガマン」というヒーローを誕生させた。

オーガマンは「薬剤戦師」であり、医療費削減を使命とし、家庭内に眠る「残薬」の削減に取り組むという設定だ。

処方されても飲み忘れなどで残ってしまう調剤薬は、一年で五〇〇億円に上り、捨てられずに家庭内に在庫のある残薬も合わせると、一〇〇〇億円以上も日本国内で残薬があるという試算もある。つまり、オーガマンのヒーローとしての大義は、残薬の無駄を減らし、薬剤費の削減を果たすことにある。

具体的な活動としては、薬の飲み忘れを防ぐために、オーガマンが表紙を飾る「やくいくてちょう」をつくり、地域の患者に配布している。また、地元の幼稚園を回って、ヒーローショーをボランティアで開催し、薬の飲み忘れ防止の重要性を子どもたちに啓蒙している。オーガマンの決めゼリフは、「薬飲んで、寝ろ。」だ。

オーガマンのヒーローショーは大人気で、声（アフレコ）を大賀社長自身が担当するほどの力の入れようだ。さらに、「オーガマン」「キタキュウマン」などの九州のご当地ヒーロー六人からなるドリームチーム、「アベンジャーズ」ならぬ「ドゲンジャーズ」のテレビ放映が、九州朝日放送で二〇二〇年に始まるなど、地元で愛される「ローカルDg.S」づくりに、オーガマンが大きく貢献している。

同じ福岡県を中心に店舗展開する「新生堂薬局」の水田怜社長は、毎日Twitterで情報発信している。また、タブレットを使った化粧品の接客「スマート・カウンセリング」を導入し、推奨品の押し売り販売ではなく、地域の女性客が持つ「肌悩み」を解決する接客を推し進めている。購買履歴と紐づけることで、個人の好みやライフスタイルに寄り添ったパーソナルな接客が可能となる。

売りっ放しではなく、女性客のライフタイム・バリュー（生涯価値）を高めることで、長期的な信頼関係をつくることが目的だ。さらに、YouTubeでも化粧品のカウンセリング情報を発信するなど、デジタルシフトによる新しいDg.Sづくりに邁進している。

コロナ禍においては、地域の顧客を会場に集める「健康フェア」が中止になると、わずか三ヵ月後には「オンライン健康フェア」を開催する機動力を示した。こうした素早い対応は、大手Dg.S企業にはなかなか真似のできないことだろう。

水田社長はTwitterで、「地域のお客様に喜んでもらうことを続けていけば、決して大手に負けることはないと思います」という趣旨のコメントを力強く発信していた。

大賀社長、水田社長のような三〇〜四〇代の若手経営者は、「ITリテラシー」が非常に高く、今後一〇年の最大の変化であるデジタルシフトの主役になるだろう。

サンキュードラッグ、大賀薬局、新生堂薬局は、一九七〇年に薬局・薬店のVCとして誕生したAJDのメンバーでもある。AJDの会員である経営者も、創業者から二代目、三代目に事業継承され、若返っている。若い経営者の集まりである新生AJDに属するローカルチェーンの挑戦にも期待したい。

また、同じ一九七〇年に設立されたVCである「NID」も、三〇〜四〇代の若手経営者に代替わりしており、かつて一九七〇年代にAJDやNIDに加盟していた当時の若手経営者がDg.Sづくりに挑戦したように、令和時代におけるローカルチェーンの若手経営者が、次の一〇年にはイノベーションの主役になるかもしれない。

さらに、四国に「ドラッグストアmac」を五四店舗（二〇二〇年現在）展開する「大屋」（伊藤慎太郎社長）は、コスモス薬品やレデイ薬局のような大手Dg.Sと競合しながらも生き残っている。地域の需要を深掘りするために、生鮮四品をラインロビングした新業態にも果敢に挑戦し、Dg.Sに「接骨院」を併設した新業態にも取り組んでいる。このように地域密着型のDg.S企業は、まだ全国に何社も残っている。

日本のDg.S市場約七兆七〇〇〇億円のうち七六%は、上場Dg.S一四社で占められており、大手の寡占化が進んでいるのは事実だ。これからも大手Dg.SによるM&Aは加速していくだろう。しかし、地域に根差した産業である小売業は、重厚長大産業や製造業のように、数社が産業シェアの大半を獲得するほどの寡占化にはいたらない。これは流通先進国のアメリカも同様だ。

しかもデジタルシフトによって、全国展開する大規模チェーンの優位性は、相対的に低下する。オンラインとリアルの融合によって、「店舗数の壁」を突破することができるからだ。地域に密着したローカルチェーンが、次のゲームチェンジの主役になる日が来るかもしれない。

強い「企業文化」が勝敗を決める

デジタルシフトとは別に、第二の経営課題である「リアル店舗の価値づくり」にも変化がある。オンラインで何でも購入できる時代において、リアル小売業に関わる者は、わざわざ時間とコストをかけて、リアル店舗に足を運んでもらえる「価値」とは何なのかを考える必要に迫られている。

リアル店舗の価値を真剣に追求するためには、「人手を減らして販管費を減らし、営業利益を増やす」といった会社の御都合主義を否定し、今取り組んでいることが本当に顧客のためになるかどうかを常に自問する、真の「顧客第一主義」に転換できるかどうかが何よりも重要である。

そして、オンラインの買物体験にはない、リアル店舗でのみ体験できる「触って試せる」「試食できる」「相談できる」「楽しい、ワクワクする」といった価値を磨き続ける必要がある。

第三の経営課題は、強い「企業文化づくり」である。次の一〇年の勝敗を決める重要な要素が、強い組織と強い企業文化づくりだと思う。強い組織をつくるためには、組織に属する人材の「行動改革」が必要である。「意識改革」をいくら教育しても、行動が変わらなければ意味はない。経営者が言っていることと現場の行動が異なる、つまり「言っていることとやっていること」にズレがある組織では、店舗数が大量に増えた次の一〇年の競争には勝てない。

しかも、かつての強者が弱者を駆逐してきた競争の時代とは異なり、これからの大手Dg.S同士の競争は、強者対強者の「僅差(きんさ)の勝負」になる。「神は細部に宿る」という言葉もあるように、現場での「行動」の細部を突き詰められるかどうかが、次の一〇年の勝敗を分けると思う。

企業経営は、「企業文化づくり」に始まり、「企業文化づくり」に終わると言われている。企業文化とは、その企業の「経営理念」や「経営哲学」が、単なるお題目ではなく、その企業に属する社員全員の意識に深く浸透し、それが全員の「行動」の変化に結びついた状態のことをいう。行動改革を繰り返して、強い企業文化をつくることが、もっとも重要な差別化戦略となる。

組織の企業文化の強さは、災害などの緊急時にこそ試される。小商圏に立地するDg.Sは、災害時にライフラインとして地域の生活と雇用を守る。Dg.Sで働く社員は、「エッセンシャルワーカー」として、災害で困った生活者の役に立つという崇高な使命がある。

たとえば、地震で物流がストップすると、オンライン小売業はほとんど無力である。また、オンライン小売業は、地域に根差したリアル小売業のように、地域の雇用を生むこともない。ネットで何でも購入できる時代であっても、地域のライフラインとしてのリアル店舗の役割は大きい。

東日本大震災で見せた現場の使命感

筆者が発行している『月刊MD』で、過去に取材した災害時の企業文化の強さを示す事例を以下に紹介する。取材を受けていただいた企業の事例なので、掲載企業に偏りがあることはお許しいただきたい。

二〇一一年三月一一日に発生した東日本大震災の直後、停電状態で電気もレジも使えない中、東北でもっとも店舗数が多いDg.Sである「ツルハドラッグ」の店舗では、震災直後の混乱時にも現場の判断で地域の消費者に商品を販売した。

東北エリアでは地震の後、ガソリンの供給が止まり、出勤できない従業員が続出した。当時の担当スーパーバイザーは、営業を続けるために、また保安上の理由から、店舗駐車場に車を駐め、三日にわたり車内で寝泊まりしながら仕事に当たったそうである。この間、口にしたものは店の商品であるポテトチップスと水だけだった。以下、当時のスーパーバイザーから聞いた話だ。

「（地震があっても）全店営業というのが会社の方針でしたし、私も絶対に担当する店は閉めないという強い意志を持っていました。車に寝泊まりしたのは、私だけではなく店長たちも同じです。地震直後から大勢のお客様が、『商品が欲しい』といって店に来られました。

店内は危険だったので、店の外で商品を販売し続けました。外で欲しい商品を聞き、社員が店内に入って商品をピックアップして、手渡しする方法で商品を供給しました。この方法は本部からの指示ではなく、現場の自発的な行動でした。駐車場に並んで待っていただきましたが、多いときで七〇〇mくらいの行列ができるほど商品へのニーズは強く、とくに赤ちゃんのミルクを求めるお客様が多くいらっしゃいました。

停電でレジも使えないので、一〇〇円単位の大雑把な値付けで商品を販売しました。紙と鉛筆と電卓で必死に外売りを続けました」

自身も被災者であるにもかかわらず、赤ちゃんをおんぶして勤務してくれたパートタイマーの女性もいたそうである。

「私たちの支えになったのは、『こんなときに店を開けてくれてありがとう』というお客様の声でした。困難な状況でもこれだけのお客様に必要とされ、感謝され、ライフラインである店を守り続けたことに誇りを感じました」

地域のライフラインとして、「一日でも早く店を開ける」という企業文化が、現場社員の自主的な行動に結びついていたエピソードだ。

二〇二〇年に行った『月刊MD』のインタビューで、ツルハHDの鶴羽順社長は次のように語ってくれた。

「コロナ禍の危機の時代だからこそ、Dg.Sはライフラインとしての役割が試されています。東日本大震災のとき、まだ災害マニュアルも少なく、本部から連絡がなかなか取れない中で、店長や従業員が店舗に駆けつけて、自ら店を開けてくれました。現場の人間の自主的な行動は、われわれツルハの誇りです」

熊本地震への対応力は、日ごろの店舗づくり経験から

二〇一六年四月一四、一六日に発生した「熊本地震」の際には、九州全域に店舗展開するコスモス薬品が、営業再開までの期間も短く、商品供給力も高かったと評価されている。コスモス薬品は震災直後に、対策を立案・指示する頭脳ともなる「災害対策本部」をいち早く立ち上げた。

熊本地震では発生から一五分後に、災害対策本部長である店舗運営部長が本社に到着。地震発生三〇分後に始まった断水に対して、翌朝には現地に水を届けられるよう、その日の夜のうちに迅速な集荷指示が出されている。以下は、コスモス薬品のコメントだ。

「現場は混乱していて、何が欲しいといっている余裕がありません。間違いなく必要なものは、ある程度本部側からプッシュ型で送り込む必要があります。非常時、一店舗ぶんに必要な物量はどのくらいで、何店舗ぶんなのかを素早く計算し、送り込む必要があります。店をつくるのと直すのとは、実際はほとんど変わりません。結局、新店をつくるときは、一店舗ぶんの商品をまとめてボンと送りますから。われわれは年間一〇〇店近い出店を継続しており、対応の素地はできていると思います」

同社は新店づくり・改装を本業とする専門部隊を、複数チーム擁（よう）する。新店づくりと災害時の復旧作業の基本は同じだ。また、年間一〇〇店をオープンするコスモス薬品には、当時約七〇人のエリア長が在籍していた。エリア長の中に、新店開業を経験していない者は一人もいない。彼らは一年間で五店、最低でも一店は新店づくりに携わるため、年中行事として経験している。

「新規出店がない会社というのは、企業規模が大きくても変化がありません。災害時には弱いし、組織が停滞していく。そういう意味でも、新店を出し続けることには意味があります。また、水害には慣れていますから、立ち上げは早いですね。建物の被害がなければ、地震からの復旧に関しては、汚れていないぶん、水害よりは楽ともいえる。エリア長ともなると、店長時代に何度か災害を経験している人材がほとんどなので、明確な指示を出すことができます。毎年何店か水に浸かって、だいたい一日で復旧させていますが、普通は無理でしょう。わが社も、一五年、二〇年前は、棚に商品を入れて並べるまでに一ヵ月はかかっていました」

また、熊本地震発生四日目あたりに、二日程度、疲弊していた現地の従業員をあえて休ませた。熊本地震では、コスモス薬品の従業員約二〇〇〇人が被災した。罹災証明の出た従業員には雇用形態を問わず、それが一日四時間労働のパートタイマーであっても会社としてお見舞金を出しており、その総額は五〇〇〇万円に上ったそうである。

東日本大震災の際にも、ツルハドラッグでは、見舞金を銀行振り込みではなく、被災地のスタッフに直接手渡す方法を取ったことで、現場の士気が大いに高まったという。自然災害のときには、地域の生活者の暮らしを守るだけでなくて、従業員の士気を高めることも、迅速復旧のための原理原則である。

このように強い組織をつくるための最重点の経営戦略は、強い企業文化づくりだ。それは一朝一夕にできるものではない。「こういうときにはこういう行動を取るべき」ということを繰り返し教育し、単なる知識ではなく、組織に属する社員全員の行動に現れたときに、初めて強い企業文化づくりは完結する。

現在、Dg.Sは店舗数が一〇〇〇店を超えている企業が八社も存在する。これだけ大量にある店舗の現場が、指示待ちになるのではなく、自主的に判断できるようになる。そうした強い企業文化をつくった組織が、次の一〇年の勝者になると考える。

Dg.Sの三〇年程度の歴史でも、一時期は急成長したが、「三〇店舗の壁」を越えられなかったDg.S企業の多くでは、店数が増えるにつれて経営者の考え方と現場の行動の乖離(かいり)が生まれていった。成長を維持できなかったDg.S企業の多くは、企業文化づくりができなかったのだろう。強い企業文化づくりこそが、チェーンストア最大の経営課題であるという歴史の教訓を、ここに記しておきたい。

二　withコロナ時代のインフラに

コロナ禍で「ライフライン」となったDg.S

二〇二〇年は、一〇〇年に一度の災禍である「新型コロナウイルス」が発生した歴史的な年になった。緊急事態宣言が発令された二〇二〇年の春には、マスク、消毒液、そして生活必需品を買い求める顧客が、Dg.Sに殺到した。「マスクはないのか」という在庫に関する問合せの過剰な圧力。Dg.Sの店員がマスクを着けていると、「お前がマスクをしているのに、なぜ販売しないいんだ」と怒鳴る客。

また、マスクを求めて連日開店前から店頭に並ぶ客の対応に忙殺され、現場で働く人たちが精神的に追い詰められていった。早朝から並んでいる人しか購入できない不公平さや、早朝に店頭に並ぶことでさらなる感染拡大を引き起こすのではないかという懸念も指摘されていた。

そこでDg.S各社は、開店時のマスク、消毒液販売をやめるという告知を行った。きっかけになったのは、サツドラHDの公式アカウントが二〇二〇年四月七日に、Twitterに投稿した以下の内容であった。

「マスクなどの商品供給が追いついていなく、お客さまには大変ご迷惑をおかけしております。少しでも多くのお客さまに購入の機会を設けることを目的に、サツドラでは明日8日より原則全店でマスク・消毒液などの『開店時』の販売を中止させていただきます。ご理解のほどよろしくお願いいたします」

このツイートに寄せられたコメントを見ると、多くの客が賛同している。これに追随するかのように、四月一〇日からスギ薬局が、四月一三日からはツルハドラッグが、公式アカウントや公式HPで開店時のマスク販売などを実施せず、不定期に陳列する旨を告知した。

顧客満足度も重要だが、このような局面では、店頭で働いている従業員をいかに守るかを企業としては考えていくべきである。今回のマスク販売方法の変更は、チェーン本部の従業員に対する前向きなメッセージにもなっている。サツドラHDでは社長の富山浩樹氏が、YouTubeでマスクの状況や今後の対応についての情報発信を行っていた。ウエルシアでは、新型コロナウイルスによる電話受診についての対応を、自社ウェブサイトから発信していた。

また、地域に密着したDg.S企業が、行政と連携してマスクを提供する動きもあった。福井県は二〇二〇年四月、福井県発のDg.S「ゲンキー」の店舗を通じて、マスクの購入を斡旋（あっせん）すると発表した。四月二三日から福井県内約二九万世帯全戸にマスク購入券を配布し、その券をゲンキーの店舗に持参することで、マスクを購入できるという仕組みであった。自治体が独自に調達したマスクを、Dg.Sを通じて県民に販売する取り組みは、全国でも初めてのことだった。

さらに、石川県では、県内の約五〇万世帯に配布したマスク購入券によるマスク販売を、五月一八日から石川県発の「クスリのアオキ」の県内各店舗で始めた。コロナ禍の中で、Dg.Sが地域の暮らしを守る、まさにライフラインであることが証明された事例である。

withコロナ時代の購買行動の変化

withコロナの時代には、消費者の購買行動が大きく変化していくだろう。そのことによる変化の一つは、第三章で述べたＥＤＬＰへの転換だ。

ポイント還元セールやチラシ販促などの「短期特価特売」による集客は、開店前に行列をつくったり、特定の日に来店客が集中したりするため、with コロナ時代の消費者は敬遠するだろう。安定して低価格で商品を供給することが、Dg.S に求められる機能になる。

変化の第二は、売場づくりが大きく変わることだ。狭い床面積の店舗に商品と人を詰め込み、効率を追求するという日本の店舗のあり方が変わる。ソーシャルディスタンスを保つためには、ある程度余裕を持った通路幅が必要になる。また、「商品の発見のしやすさ」が重視されるようになり、一商品あたりの陳列量が増える。その結果、店舗で取り扱うアイテム数が減少し、メーカー淘汰が進むことになる。

また、作業や接客をなるべく機械やコンピュータに置き換え、人間が関わる部分は最小限にとどめようという考えが進むことで、ここまで見てきたようなデジタルシフトも加速すると思われる。

一方でコロナ禍は、店舗で働く人の地位が社会的に向上していくきっかけにもなった。医療人をはじめ「エッセンシャルワーカー」に対する尊敬の念が高まっているが、毎日の生活を支える小売業で働く人たちも、エッセンシャルワーカーであり、尊敬されるべき存在だと多くの消費者が気づいた。

店数が増えれば増えるほど、「徹底力」が重要

「徹底力と標準化」も大切な要素だ。チェーンストアは、店舗数が増えれば増えるほど、一店一店の店舗現場の「完全作業力」と「徹底力」が、もっとも優先順位の高い「売上対策」「利益対策」になる。チェーンストアでは、たとえ小さな改善であっても、それが「店舗数×三六五日」との掛け算になるため、店数が多ければ多いほど、その小さな改善が大きな成果に直結する。

たとえば、季節商品売場の早期展開を徹底することで、「シーズンファーストバイ（その季節における第一回目の売上高）」をきちんと獲得できたとする。そのことで、たとえ一日で、一つ五〇〇円の商品が売れるか売れないかの差だけだったとしても、六〇日にわたれば、一店舗一日五〇〇円×六〇日＝三万円ぶんの機会損失を防ぐことになる。それが三〇店チェーンであれば、三万円×三〇店＝九〇万円の売上増だ。一〇〇〇店チェーンであれば、三万円×一〇〇〇店＝三〇〇〇万円もの機会損失を防げる。

コスト削減も同様だ。店内作業を仕組み化し、一店舗一日当たり五人時の作業削減に成功したとする。一〇〇〇店チェーンであれば、五人時×三六五日×一〇〇〇店舗＝一八二万五〇〇〇人時ものコストを下げられる。時給一〇〇〇円で計算すると、年間で一八億二

五〇〇万円ものコスト削減効果がある。

つまりチェーンストアは、店数が増えれば増えるほど、小さく考えることが大切になる。過去一〇年で店舗数が何倍にも増えたDg.Sにとって、徹底力の向上は最大の経営課題の一つだ。世界最大の小売企業「ウォルマート」は、「Think Small」という言葉を使って、規模が大きくなればなるほど小さく考える、ということの重要性を伝えている。

また、チェーンストアは、「標準化」することで、人による「バラツキ」をなくし、どの店に行っても、一定の範囲で「均質化」された良質なサービスを受けられる仕組みだ。

「マニュアル化」と「ＯＪＴによる教育訓練」は、コスト削減が目的ではなく、標準化による顧客満足度の最大化が目的である。一人で一〇〜一五店を管理するスーパーバイザー（エリアマネジャー）やビューティ・スーパーバイザーのもっとも重要な役割は、自分が担当する店舗のバラツキを減らすことにある。そのためには、平均以下の店舗の徹底力、接客力をＯＪＴ教育によって底上げし、平均点を上げることが業績の向上に大きく貢献する。

DtoC時代にこそ求められるSB開発

今後は、「ブランディング・商品開発」もよりいっそう強化する必要がある。リアル店舗の価値づくりのためにも、アマゾンなどでは販売していないオリジナル商品が求められるからだ。

メーカーはこれから「DtoC（Direct to Consumer）」を間違いなく強化していく。DtoCとは、メーカーが仲介業者、アマゾンなどのネット通販サイト、リアル店舗を通さないで、自社のECサイトなどから直接顧客に商品を販売するビジネスモデルのことだ。

これまでは大手Dg.Sのような大規模チェーンストアは、メーカーが商品を消費者に届けるためには不可欠な「関所」のような存在だった。だから、リベート交渉が厳しくても、メーカーは商品を消費者に届けるために、仕方なく販促金を小売業者に支払っていた。しかし、「そんなに金の話ばかりするなら、取り扱ってもらわなくてけっこう」とDtoCに移行し、小売業が中抜きされる事例が増えていくと思う。

小売業にとって、「仕入れ商品」だけに過度に依存することは、これからの一〇年では大きなリスクになる。メーカーのDtoCに対抗するためにも、小売業は「ブランディング・商品開発」に取り組むことの重要性が高まっていく。

しかし、第三章で見たかつての商品開発のように、「パッケージは有名NBそっくりで、価格は安いが、値入率は五割取れて儲かる」という会社の御都合主義のSBだけでは、顧客の支持を得ることはできないだろう。

これからの商品開発は、その企業の「顔」となるブランドとして開発すべきだ。ブランドとは何かと問われれば、それは「信頼」のことである。「あの企業が自信を持って薦めてくれる商品は信頼できるし、使い続けたい」と顧客に長期的に信頼してもらえるブランドを確立することが、真のブランディングだ。

一方、食品強化型Dg.Sでは、大手食品メーカーと協働でＳＢを開発する事例が増えている。「コスモス薬品」の食品売場でコスモスオリジナル商品をチェックすると、ＳＢを多く見ることができる。

たとえば、冷凍餃子のＳＢの製造者は「味の素」とある。また、冷凍うどんの製造者は「テーブルマーク」だ。つまり、そのカテゴリーのトップメーカーがコスモス薬品と協働し、ＳＢを開発しているのだ。冷凍餃子のトップメーカーである味の素は、ＮＢの冷凍餃子とＳＢの冷凍餃子の両方でカテゴリーシェアを高める「デュアルブランド戦略」に取り組んでいる。

最近、大手消費財メーカーの社長にＳＢ開発について質問したところ、「数年前なら小売業のＳＢをつくることには反対でした。しかし、Dg.Sの店舗数がこれだけ増えてくると、大手Dg.Sと協働でSBを開発し、店頭でブランドを育成することは、重要な経営戦略となります。大手NBメーカーであっても、変化対応する時期なのかもしれません」と回答してくれた。

Dg.Sは、現在も大量出店を継続している数少ない業態である。すでに一〇〇〇店を超えたDg.S企業が八社、二〇〇〇店を超えたDg.Sが二社もある。コンビニの次に店舗数の多い業態がDg.Sであり、大手NBメーカーにとっても、これだけの店舗数の小売業とSBを共同開発することには大きなメリットがある。

マツモトキヨシによる新たなPB開発

PBで先行しているDg.Sは、「マツモトキヨシ」だ。マツモトキヨシは、二〇一五年に、以前からある「MKカスタマー」をリ・ブランディングし、ブランド名を「matsukiyo」に変更した。

これまでのPBは、「競合との差別化」「利益拡大」「お買い得価格での提供」「来店客数増加」といった役割を果たしてきた。しかし、これからは「ユーザーニーズに応える」「コーポレートブランドのイメージ向上」「企業理念の具現化」といった企業戦略の実現、つまり「ブランディング」の側面がますます重要になってくる。

マツモトキヨシのPB商品数は二〇〇〇点を超え、売上構成比の約一二%をPB（SB含む）が占めている（二〇二〇年時点）。低価格だけが価値の従来のPB開発から脱却し、「プレミアムブランド」も積極的に開発している。

「matsukiyo（マツキヨ）」という愛称は広く親しまれており、商品から店舗をイメージしやすいPBとなった。パッケージがNBそっくりで価格が半値という、従来のPBとはまるで異なる商品開発だ。

また、「matsukiyo」のロゴの「y」の角度一九度の線を「マツキヨスラッシュ」と呼び、すべてのPBのパッケージにデザインしている。それぞれのPBのデザインはまったく異なるが、「マツキヨスラッシュ」のアクセントがパッケージにあることで、PB全体に統一した世界観を表現している。

マツモトキヨシのPBの中で大ヒットした商品の一つに、「エナジードリンク」がある。カフェインが従来品の一・五倍も入っており、インパクトは抜群。しかも、レッドブルの半額程度という手ごろな価格だ。

このエナジードリンクは、ブランドコンセプトの一つである「面白さ・楽しさのあるアイデア」に基づいて、オレンジ色の缶に、中は緑色の液体といった意外性のある組み合わせで開発された。「インスタ映え」する見た目であり、従来品よりも炭酸ガス圧の強さ、成分の含有量も多く、SNSで拡散されて大ヒットした。

マツモトキヨシによると、「早稲田大学エナジードリンク研究会」が、SNSで「これは魔剤だ。すごい」という表現を使い始め、そこからバズって売上が一〇倍に急増したという。メガブランドが育ちにくく、「スモールマス」のブランドが乱立する時代は、テレビよりもコストパフォーマンスの高いSNSの活用で、ブランド認知度を上げることも大切なようである。

貪欲なラインロビングへの挑戦

「ラインロビング」に関しても、さらなる挑戦が進んでいる。繰り返しになるが、薬局・薬店という業種店から業態化したDg.Sの歴史は、ラインロビングの歴史であった。

病気にならないと来店してもらえなかった薬局・薬店から脱却するために、Dg.Sは当初から日用雑貨、一般食品などの新しい商品群を品揃えし、低価格で販売することで他の業態からシェアを少しずつ奪っていった。

「サンドラッグ」は二〇〇九年一一月、九州で総合ディスカウントストアを一三〇店以上も展開していた「ダイレックス」という企業を買収して話題になったことがある。この買収も、ダイレックスの主力である菓子などの食品、家電製品などの新しい商品群をラインロビングすることを目的としたものだったと思われる。

クスリのアオキは一〇年前に大量出店を開始した時期に、食品のラインロビング戦略を明確に打ち出した。当時のDg.Sとしては非常識とも思われた「生鮮食品」にまで挑戦した。「生鮮食品をDg.Sで売るなんて邪道だ」という外野の声にはまったく耳をかさず、生鮮食品強化型のDg.Sチェーンという新しいビジネスモデルを確立した。

当初は専門業者を店内に入れる「コンセッショナリー方式」で生鮮を強化したが、最近は石川県のスーパーマーケットを買収し、取り扱いの難しい鮮魚の強化にも本格的に挑戦している。

コスモス薬品やクスリのアオキ、ゲンキーのような食品強化型Dg.Sとは異なる「ツルハHD」「ウエルシアHD」も、最近は生鮮食品、「園芸」などの新しいカテゴリーに挑戦している。

ツルハHDは、グループ会社の「杏林堂薬局」「TGN（ツルハグループ西日本）」が先行して食品強化に乗り出している。杏林堂薬局は、生鮮食品をラインロビングし、一店舗当たりの売場面積が大きい繁盛店型の業態を構築している。一方、TGNは生鮮導入型の三〇〇坪型Dg.Sチェーンのモデルづくりに取り組んでいる。

『月刊MD』で取材した「ツルハドラッグ南6条店」は、札幌の繁華街の「すすきの」の近くに立地する都市型店舗。大型のスーパーマーケットが近くになく、コンビニしかないような立地である。都市型立地なので、ツルハドラッグには珍しく二層式の三〇〇坪店舗。青果、精肉などの食品売場は二階で展開し、レジは一階のみのオペレーションである。食品スーパーが少ない立地なので、精肉、青果を含めた食品売場を目的に客数も大きく増えている。

青果、精肉は、専門業者に管理を委託するコンセッショナリー方式である。面白いのは監視カメラで青果と精肉売場を常時撮影していることだ。専門業者が遠隔で売場の状況をチェックして、品薄になると補充に来る。

ツルハドラッグの鶴羽樹会長は、以前は「食品の売上構成比は一〇%以内にとどめます。それ以上は増やしません」と公言していたが、数年前から食品強化に方針転換した。鶴羽会長が、前言を翻(ひるがえ)したことに関して、「『やっぱり食品を増やす』と、朝礼暮改を恐れないことがツルハのいいところだ」と悪びれず話す姿に、Dg.Sという新しい業態の強さを感じたものである。

あるいはウエルシアHDの松本忠久社長は、『月刊MD』の取材に対して次のように語ってくれた。

「ラインロビングは常に継続しなければなりません。ある実験店ではアパレルにも挑戦しています。また、同店の食品の構成比は売上の四〇%です。食品を強化するために地元の業者を選定して肉、野菜、惣菜などの品揃えに挑戦しています。また、福井のホームセンター企業『みつわ』と資本提携し、Dg.Sの園芸用品のラインロビングにも挑戦します。

とにかくラインロビングに挑戦しないとダメです。失敗なら元に戻せばいいのです。企業力とは『質×量×スピード』です。今、量はできたのでスピードと質を高めていくチャレンジが未来につながると思います」

ウエルシアHDは、青果、精肉などをラインロビングした「六〇〇坪型」店舗に挑戦している。かつて「一五〇坪型」から「三〇〇坪型」に大型化したように、今後は「六〇〇坪型」がDg.Sの標準店になるかもしれない。実際、すでにコスモス薬品のプロトタイプは、「六〇〇坪型」になっている。

現状維持に甘んじない、常に挑戦し続ける企業文化が、若い業態であるDg.Sの最大の強さだ。現在Dg.Sの商圏人口は、一万人を切る「狭小商圏化」が進んでいる。狭小商圏で成り立つためには、地域の消費者の来店目的を増やすために、ワンストップ・ショッピング性を強化することが不可欠である。つまり、ラインロビングとは、少ない商圏人口でも商売を成立させるための基本戦略なのである。

そもそも「ドラッグストアだから、取扱商品はこうあるべき」という固定化した業界常識が他の業態よりも少なかったことは、Dg.Sの成長の大きな要因であった。

「業界常識よりも、地域消費者が求める商品を素直にラインロビングする」という消費者のニーズを優先する発想が根底にある。「業態論は関係ない。小売業は目の前の顧客が求める商品を素直に品揃えすることがすべてである」という、Dg.S成長の原動力になった格言も、ここに記しておきたいと思う。

大企業病で組織は崩壊する

以上、次の一〇年の変化に対応するための重点経営課題を整理した。ダーウィンの進化論ではないが、次の時代にも成長して生き残る企業は、現在の規模の大きさとは関係ない。

巨大な企業が生き残るのではなくて、変化に対応できた企業だけが生き残ることができる。

かつて「ダイエー」が小売業の王様だった時代に、ダイエー創業者の中内㓛氏の長男が鳴り物入りで開店した「ハイパーマート坂出店（一九九三年一一月開店。売場面積約四〇〇〇坪）」を取材したことがある。当時アメリカで話題だった「ハイパーマート」というディスカウントストアの新業態に、トップ企業のダイエーが挑戦したのだ。当時の主力業態である多層階のGMSよりも、コストの低いワンフロアのローコスト業態であり、売上高に占める経費（販管費）の割合として二〇％を切ることを目指すと宣言していた。

一九九三年一一月にハイパーマート坂出店を取材に行った際、トイレをのぞくと、便器がなく、下を水が流れている昔の小学校のようなトイレだった。トイレを簡素にしてまでローコスト経営にこだわったのかと、当初は感激もした。しかし、一級建築士に質問したところ、特注だからTOTOの普通のトイレのほうが安いのではないかと言われた。

つまり、わざわざコストをかけてローコストを演出していたわけだ、上司に褒めてもらうためだけに……。「こりゃあダメだ」と思ったものである。当時のダイエーの規模は巨大であったが、大企業病による組織崩壊が進行していたことがわかる。

ここでの大企業病とは、顧客満足や会社経営よりも、上司の評価を優先し、自分の手柄を取ることに奔走する「ヒラメ社員」が跳梁跋扈し、正しい情報が経営者の耳に入らなくなり、経営者が「裸の王様」になった状態のことをいう。

かつてのダイエーの失敗を、「そんなバカなことはしないよ」と笑わないほうがいい。次の一〇年の間に、同様の大企業病で組織崩壊を起こす企業も出てくるだろう。歴史は必ず繰り返すことを肝に銘じたい。外的要因よりも、「獅子身中の虫」によって、組織は崩壊していくのである。

日米の商売における栄枯盛衰の歴史を振り返ると、新しい時代に突入しても、かつての「成功体験」の呪縛から逃れることができずに衰退した小売企業がほとんどである。過去の成功体験が強ければ強いほど、戦略の転換は難しく、歴史から消えた多くの小売企業は、かつての成功体験によって滅んでいる。

たとえば「ダイエー」創業者の故・中内㓛氏は、自伝の中で「過激な安売りが武器の店を開けると、客が店内に殺到し、開店から閉店までレジの音が鳴りっぱなしだった。この成功体験が私の原風景である」といった主旨のことを述べていた。おそらく中内氏は生涯、頭の中でレジの音が鳴り響いていたのだと思う。しかし、その強烈な成功体験を再び実現することはできなかった。

時代は異なるが、Dg.Sの経営者も、平成時代に強烈な「成功体験」をしている。次の時代に主役となるDg.Sは、この強烈な成功体験を捨てて、変化対応できた企業なのではないか。

現在の企業規模の大きさは、変化対応にとってのアドバンテージにはならない。巨大な船がなかなか舵を切れないように、規模の大きさは変化対応へのリスクにしかならないと認識すべきだろう。現在の企業規模は、あくまで過去の戦略の正しさの結果でしかない。次の一〇年の成長戦略は、大きく異なっていくはずだと、謙虚に現状認識すべきである。

さて、次の一〇年はどんな大変化とゲームチェンジが起こるのであろうか。「愚者は経験に学び、賢者は歴史に学ぶ」。次の一〇年の変化対応を失敗しないためにも、本書が記録した歴史の教訓を学んでほしいと願う。

おわりに

驚異的な成長を遂げたドラッグストアの歴史を時系列で整理してみた。そうすると、ドラッグストアが昭和時代には成長することができず、平成時代の一九九〇年ごろから成長軌道に乗ったことは、歴史の必然であったとよくわかる。

筆者がドラッグストアの取材を始めた当初、当時のメジャー業態である「総合スーパー」「スーパーマーケット」「コンビニエンスストア」「ホームセンター」の関係者は、ドラッグストアの急成長をあまり評価していなかった。「ただの安売り屋にすぎない。いつか成長は止まるだろう」と、冷ややかに見ていたことを覚えている。

ドラッグストアの業態開発が進んだ時代とは、多くの新業態が勃興した昭和の「店不足時代」「右肩上がり時代」ではなかった。一九九〇年代には、すでに日本全国にさまざまな業態が展開されており、後発のドラッグストアが成長する余地など、残っていないように感じる人も多かった。

しかし、ドラッグストアは小売業の「オーバーストア時代」「右肩下がり時代」に、驚異的な成長を遂げている。その歴史を振り返ってみると、新規参入の余地がないように感じられる成熟市場であっても、時流に乗って消費者の支持を獲得できれば、必ず活路が開かれるのだと確信する。

ただし、既存業態の成功体験の延長線上には、新しい業態が生み出されることはなかったと思う。事実、既存の総合スーパーやスーパーマーケット、ホームセンターが挑戦したドラッグストアの業態開発は、ほとんど成功していない。

この本に登場するドラッグストアという新業態開発に人生をかけた経営者たちは、既存業態の常識の枠から外れた「無人の荒野」に、たった一人でテントを張ったのだ。

未踏の荒野を進むためには、「勇気」と「知性」の両方を持つことが必要である。「勇気」だけでは無謀な挑戦で終わるが、ドラッグストアの経営者の多くは、新しい挑戦を経営として成り立たせる「知性」もあった。ドラッグストアの経営者は論理的な思考力が高かったように思う。だからこそドラッグストアは、既存の大手小売業が成し遂げることのできなかった「未踏の新業態」を確立することができたのだろう。

もちろん志半ばで会社を売却したり、引退した経営者も数多くいる。それでも、未踏の荒野を一人で進むことに挑戦したチャレンジャーたちには、心からの賛辞を送りたい。
あなたたちもまた、歴史の主役であった。

二〇二〇年一二月
日野眞克

主な参考文献

月刊『マーチャンダイジング』ニューフォーマット研究所
『ツルハの80年』（二〇一二年）ツルハホールディングス
『運と縁に導かれて』（二〇一三年）ウエルシアホールディングス
石田健二『ドラッグストア誕生物語』（二〇一〇年）ニューフォーマット研究所
杉浦昭子『一人のために、地域とともに』（二〇一九年）ジャパンライフデザインシステムズ

イースト新書
129

ドラッグストア拡大史

2021年2月15日　初版第1刷発行
2021年4月20日　　　第3刷発行

著者
日野眞克

編集
木下衛

発行人
北畠夏影

発行所
株式会社
イースト・プレス
〒101-0051
東京都千代田区神田神保町2-4-7久月神田ビル
Tel:03-5213-4700　Fax:03-5213-4701
https://www.eastpress.co.jp
装丁
木庭貴信+青木春香
（オクターヴ）

本文DTP
臼田彩穂

印刷所
中央精版印刷株式会社

定価はカバーに表示してあります。
乱丁・落丁本がありましたらお取替えいたします。

ISBN978-4-7816-5129-3

イースト新書

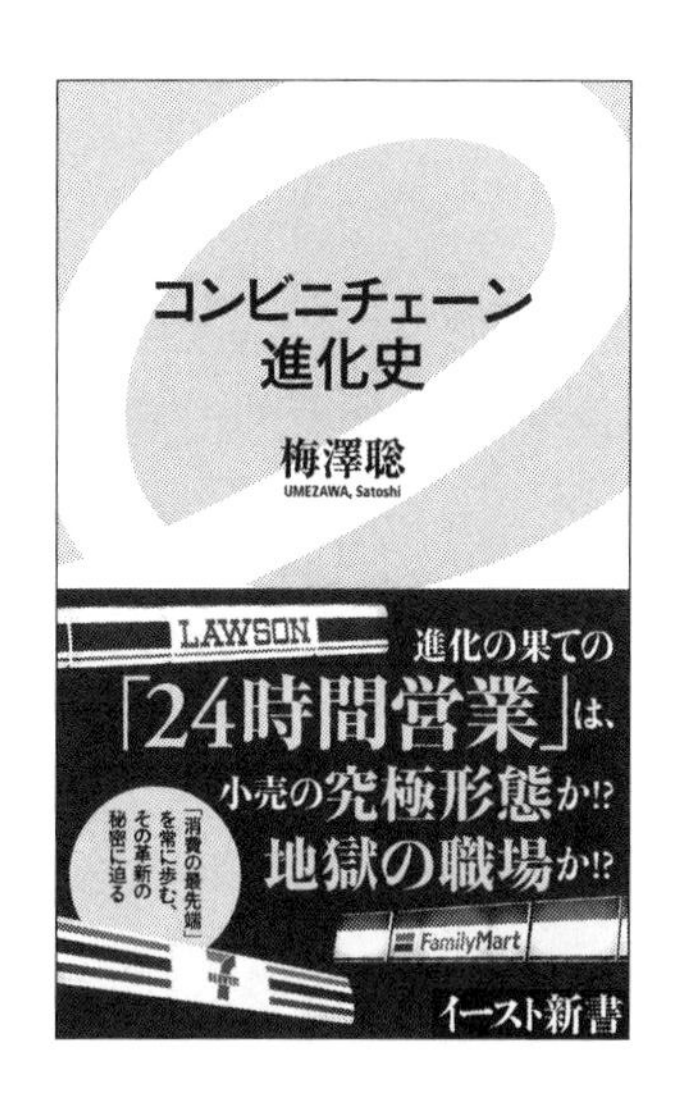

コンビニチェーン進化史

梅澤聡

「コンビニエンス・ストア」は、「便利な小売店」の枠を超えて、今や「街のインフラ」としての地位を占めるまでになっている。そこには、徹底したドミナント戦略、三〇〇〇を超える商品の供給・流通網の整備、販売機会を逃さない単品管理システムの導入、コンビニ食開発による新規需要創出、チケット端末やATMをはじめとしたサービス機能の拡充など、数々の革新があった。なぜコンビニは、ここまで消費者需要を取り込み続けられたのか。果たして今後も、持続的に成長していける業態なのか。元『月刊コンビニ』編集長が、その驚異的な進化の歴史と新たな展望を解説する。

イースト新書

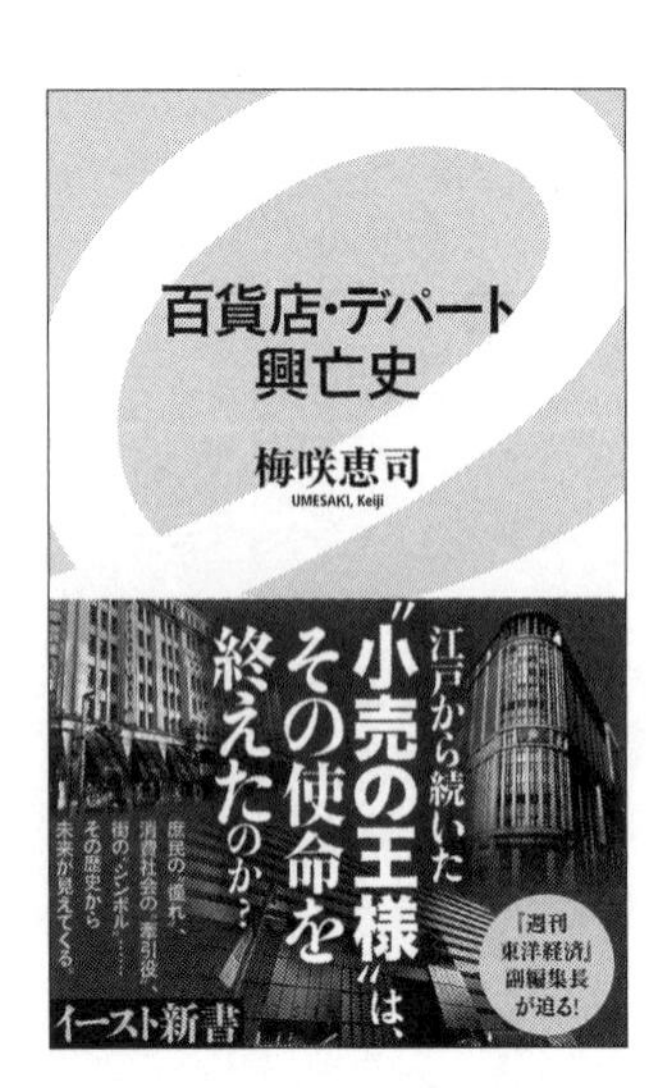

百貨店・デパート興亡史

梅咲恵司

江戸時代の呉服屋に起源を持ち、およそ四〇〇年の歴史を誇る百貨店。近代小売業の先駆、業界のトップとして、日本の消費文化を創ってきた。しかし、いまや経営は厳しさを増す一方で、その存在が揺らいできている。三越、伊勢丹、髙島屋、松坂屋、大丸、西武、東急、阪急……。かつて隆盛を極めた百貨店は、商品販売で、宣伝戦略で、豪華施設で、文化催事で、いかにして日本社会を牽引してきたのか。「モノが売れない」時代となり、デジタル化が進む現代において、何を武器に活路を拓くのか。『週刊東洋経済』副編集長が、その歴史と展望に迫る。